Die Neuralgien
der täglichen Praxis.

Von

Dr. O. Schellong,
Arzt in Königsberg i. Pr.

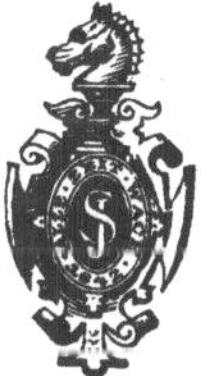

Springer-Verlag Berlin Heidelberg GmbH 1911

ISBN 978-3-662-32333-5   ISBN 978-3-662-33160-6 (eBook)
DOI 10.1007/978-3-662-33160-6

Inhaltsverzeichnis.

I. Einleitung.

Ärzte diagnostizieren gern Neuralgien, wird ihnen wohl vorwurfsvoll nachgesagt; das trifft vielleicht zu. Haben sie aber nicht doch Recht?

Diese Frage beschäftigte mich seit einer Reihe von Jahren und führte mich zu der Gewohnheit, Krankengeschichten über Neuralgien zu sammeln. Aber lohnt es auch, sich mit seinen Beobachtungen hervor zu wagen?

Hier liegt nun, glaube ich, ein Thema vor, für welches der praktische Arzt einiges Gehör erbitten dürfte. Denn einmal erfordert die Beurteilung der hierbei in Betracht kommenden Fragen häufig eine genauere Bekanntschaft mit dem Kranken, als wie sie dem Kliniker zu Gebote steht — wichtig vornehmlich für den Ausschluß der nervösen Zustände —; sodann kommt es bei der Feststellung von neuralgischen Erkrankungen oftmals auf kleinliche Daten, minutiöse Krankengeschichten an, zu deren Registrierung dem Kliniker leicht Zeit und Geduld fehlen, während solcherlei Beschäftigung das tägliche Brot des Arztes ist. Weiterhin sind die Leiden vieler neuralgischer Patienten häufig so geringfügiger Art, daß sie über die erste Instanz des Hausarztes gar nicht hinaus und zur Kenntnis des Klinikers gelangen. Endlich ist die Diagnose der Neuralgien bei dem heutigen Stande der Wissenschaft noch so wenig an besondere und komplizierte klinische Methoden gebunden, daß jeder Arzt die Untersuchung genügend erschöpfen kann.

Es lag aber nicht in meinem Plane, eine erschöpfende Darstellung des Kapitels „Neuralgie" zu geben; das überlasse ich den berufenen Vertretern des neurologischen Faches [1]). Ich glaubte

---

[1]) Die neueste wissenschaftliche Gesamtübersicht über die Neuralgiefrage findet sich in der Abhandlung „Neuralgie und Myalgie" von J. K. A. Wertheim Salomonson im II. Bd. des neuerscheinenden Lewandowskyschen „Handbuchs der Neurologie" (Julius Springer 1911), von welcher mir dank der Freundlichkeit des Verlegers und Herausgebers vor Fertigstellung meines Manuskripts ein Abzug vorgelegen hat.

mich vielmehr darauf beschränken zu sollen, die Beobachtungen der täglichen Praxis über Neuralgie zu einem Gesamtbilde zusammenzufassen, und habe dabei vorzugsweise solche jedem Praktiker mehr oder weniger geläufigen Krankheitszustände berücksichtigt, welche, obschon als Neuralgien nicht ohne weiteres erkennbar, doch bei näherer Prüfung als solche reklamiert werden mußten.

Aus diesem Grunde konnte auch auf eine breitere Heranziehung von Krankengeschichten nicht verzichtet werden.

II. Mein Material.

Es wurde nur das Material der letzten 6 Jahre zur Untersuchung herangezogen.

Dasselbe setzte sich zusammen:

aus 1690 Personen der Privatpraxis,
 ,,   672 Postunterbeamten,
 ,,   151 Postsubalternbeamten,
 ,,   118 Post- und Telegraphengehilfinnen
zus.: 2631 Personen.

Viele meiner Patienten sind mir seit länger als 20 Jahren bekannt. Die Mehrzahl der Postbeamten seit 10 Jahren.

Von vornherein schied ich die Krankengeschichten derjenigen Personen aus, welche mir auf Grund längerer Bekanntschaft als Hysteriker, Neurastheniker, Alkoholiker oder sonst als erheblich nervöse Menschen bekannt waren.

Ferner schied ich solche Krankengeschichten aus, bei welchen die Schmerzen der Patienten in anderen als neuralgischen Erkrankungen ihre Erklärung fanden.

Endlich bemerke ich, um es nicht bei den einzelnen Krankengeschichten zu wiederholen, daß bei jedem Kranken eine Urinuntersuchung auf Eiweiß und Zucker stattgefunden hat, daß in vielen Fällen Sensibilitätsprüfungen vorgenommen wurden, und daß auch der Gebrauch des Fieberthermometers zu meinen regelmäßigen ärztlichen Gewohnheiten gehört.

Die Häufigkeit der Neuralgie-Erkrankungen stellte sich dar wie folgt:

von 1690 Personen der Privatpraxis erkrankten an Neuralgie,
einmal oder öfters . . . . 255 Pers. = 15 %

„   672 Postunterbeamten (Brieftr. und
Postschaffner) 187   „   = 27 %

„   151 Post-Subalternbeamten (Postasst.,
Telegr.-Asst.).   6   „   =   4 %

„   118 Post- und Telegraphengehilfinnen   10   „   =   8 %

zus. 2631 Personen, von welchen . . . . . 458 Pers. = 17 %
an Neuralgie litten.

Man kann demnach (wenigstens für Königsberg mit seinem
Windreichtum und seinen sprunghaften Temperaturen) behaupten,
daß reichlich jeder sechste Mensch einmal an Neuralgie
erkrankt.

In welchem Maße ich nervöse Personen bei dieser Zusammenstellung ausgeschlossen habe, ergeben die folgenden Zahlen [1]:

Unter den 672 Postunterbeamten waren etwa 127 (= 19 %)
Neurastheniker; unter den 151 Post-Subalternbeamten 82
(= 54 %), unter den 118 Post- und Telegr.-Gehilfinnen 27
(= 8 %) Neurastheniker.

Wenn ich diese und eine entsprechend große Anzahl von Neur-
asthenikern meiner sonstigen Praxis nicht mitgezählt habe, so
wird man mir einerseits wohl zubilligen können, daß ich bemüht gewesen bin, die zweifelhaften Neuralgien tunlichst auszuschließen;
aber man wird mir andererseits darin beistimmen müssen, daß
auch der ausgesprochenste Neurastheniker das Recht hat, einmal
an einer Neuralgie zu erkranken und auch erkrankt und man bei
dem grundsätzlichen Ausschluß der Neurastheniker leicht zu allzu
niedrigen Zahlen gelangt.

Wiederholte neuralgische Erkrankungen bei ein und denselben Personen kamen 110 mal vor; etwa der vierte Teil meiner
Neuralgiker erkrankte demnach während der Beobachtungsjahre
des öfteren an Neuralgie. Ich notierte bei manchen Personen
bis 12 neuralgische Erkrankungen während der Beobachtungs-
zeit.

---

[1] Ich bemerke dabei, daß aus diesen zufällig entstandenen und
keineswegs erschöpfenden Zahler Rückschlüsse auf die prozentuale Häufigkeit der neurasthenischen Erkrankungen der Postbeamten überhaupt, nicht
gezogen werden sollen.

Im ganzen notierte ich bei 458 Personen 596 Neuralgie-
fälle; dieselben verteilten sich wie folgt [1]:

Neuralgie d. N. trigeminus	. . . .	45 (7,5 %)
„ d. Plex. cervicalis	·	58 (10 %)
„ d. Plex. brachialis	. . . .	91 (15 %)
„ d. N. N. thoracales et intercostales	. .	216 (36,5 %)
„ Lumbago (besonders)	. . . .	46 (7,7 %)
„ d. Lumbal- u. Sakral-N. (Ischias und Femoral-Neuralg.)	. . . .	109 (18 %)
„ Fuß-Neuralgie	. . . .	31 (5,3 %)
		596

Ich widerstrebe grundsätzlich dem Versuch, diesen Zahlen
eine allgemeinere Bedeutung beizulegen oder sie gar mit denjenigen anderer Autoren in Vergleich zu setzen. Denn die vergleichende Neuralgiestatistik wird noch weniger, als jede andere
Statistik der allerwichtigsten Forderung, daß sie sich nach ein-
heitlichen Gesichtspunkten aufbaut, gerecht zu werden vermögen.

III. Allgemeines über Neuralgien.

Neuralgie in der wörtlichen Übersetzung „Nervenschmerz"
bedeutet zunächst nur ein Symptom; insofern als dieses Symptom
aber häufig allein für sich auftritt und dabei einige charakteristische
Eigenschaften entfaltet, hat man darunter weiterhin eine besondere Krankheit oder wenigstens ein Syndrom, die Neuralgie,
verstanden, welche unter der Rubrik der Nervenkrankheiten in
den Lehrbüchern abgehandelt wird.

Über das **Wesen** des der **Neuralgie** zugrunde liegenden Krankheitsprozesses herrscht noch ein erhebliches Dunkel. Strümpell
stellt sich die Neuralgie mit „großer Wahrscheinlichkeit" als eine
entzündliche Affektion eines bestimmten sensiblen Nerven oder

---

[1] Die Abgrenzung der einzelnen Gruppen gegeneinander konnte
nicht immer mit der völligen Exaktheit durchgeführt werden: das gilt
z. B. für den Lumbago, welchem ich zwar ein besonderes Kapitel gewidmet
habe, welcher aber bald mehr eine Erkrankung der unteren Interkostalnerven, bald eine solche der Lumbalnerven bedeutet und sich schließlich
auch mit den Sakralnerven häufig zum Bilde der Ischias zu vereinigen
pflegt.

seiner Nervenscheide vor; Steinert spricht zwar ebenfalls von
einer anatomisch begrenzten Erkrankung, und zwar einer solchen
des peripherischen Nervensystems, aber er denkt dabei mehr allgemein an Reizwirkungen, welche den Nerv in irgendeinem Teile
seines Verlaufs treffen. Oppenheim sagt wörtlich: „Über die anatomische Grundlage der Neuralgie wissen wir nichts Sicheres;
es würde ebenso berechtigt sein, das Kapitel Neuralgie unter die
Rubrik der funktionellen Neurosen zu bringen;“ aber auch er
vermutet, daß der neuralgischen Erkrankung feine Ernährungs-
störungen der Nerven selbst oder seiner Scheide oder der N. nervorum zugrunde liegen, auch daß solche Störungen sich unter
Umständen zur Neuritis oder Perineuritis zu steigern vermögen.
Windscheid ist der Ansicht, daß die Neuralgie wahrscheinlich
ein zentrales Leiden sei, lokalisiert an irgendeiner Stelle im
Rückenmark, vielleicht in den Spinalganglien. Fr. Schultze
wiederum denkt sich den Schmerz ganz allgemein als innerhalb
irgendwelcher Teile sensibler Nervensubstanz zustande kommend
und dem Verlaufe sensibler Nervenbahnen folgend. Schmidt
(Adolf) vertritt die „Hypothese des radikulären Ursprungs“
gleichzeitig für einen großen Teil der Neuralgien und Myalgien,
als auch für den sog. „Tiefenschmerz“; er denkt dabei besonders an die Sherringtonschen [1] Fasern bzw. auch die
Spinalganglien der hinteren Wurzeln. Bardenheuer vermutet
die Ursache von Neuralgien, speziell der Ischias, in Stauungen in
der den Nerven begleitenden Vene, wodurch der Nerv beengt und
im Knochenkanal gedrückt werde. Simon hat in zwei Fällen
Neuralgien durch Eröffnung der Nervenscheide zur Heilung gebracht und glaubt demnach in einer Entzündung oder Hyperämie
der Nervenscheide das Wesen der Neuralgien zu erblicken. Hunt
hat in einem Falle von Ischias an zwei Stellen makroskopisch ver-
dickte Partien gefunden, welche sich mikroskopisch als gelatinöse
Infiltration der Nervenscheide (also eine Art Ödem) darstellten.
Salomonson endlich definiert die Neuralgie als eine Reizerscheinung peripherischer sensibler Neurone, wobei es in der Mehrzahl der Fälle nicht zu entscheiden sei, auf welche Weise diese
Reizerscheinung zustande komme, und macht im übrigen einen

---

[1] Diese stellen eine Verbindung der hinteren Wurzeln mit den
motorischen Nerven in gleicher Rückenmarkshöhe dar.

scharfen Unterschied zwischen **Wurzelneuralgien** und **Stamm-neuralgien,** welche beide er in gleicher Weise zu Recht bestehen läßt. Für die Wurzelneuralgien wird von Dejerine [1] angeführt, daß die Schmerzen mehr kontinuierlich seien, daß die Schmerz-punkte meistens fehlten, andererseits Hyperästhesien oder Hypo-ästhesien mit Wurzeldermatomausbreitung vorkämen. Dem-gegenüber betont Salomonson, daß es nur ein diagnostisches Kriterium der Wurzelneuralgie gibt: „Die Lokalisation des Schmerzes oder der objektiven Sensibilitätsstörung muß den Charakter einer Wurzeldermatomausbreitung besitzen."

Die Hypothese des radikulären Ursprungs der Neuralgien hat zweifellos etwas Bestechendes; sie erklärt am einfachsten das Ausstrahlen des Schmerzes in radikulär nahe beieinander liegende Gebiete bei manchen Neuralgien, z. B. bei den Interkostal-Neuralgien, wenn sie gleichzeitig mehrere Interkostalnerven befallen. Ein bekanntes Beispiel für radikuläre Neuralgien sind die Tabesschmerzen; auch die bei Infektionskrankheiten auftretenden Nervenschmerzen sind wahrscheinlich radikulären Ursprungs. Aber auch bei diesen Krankheiten bleibt es doch gänzlich unverständlich, warum die Schmerzen bald in dem einen, bald in dem andern Nervengebiet sich bemerkbar machen; obwohl bei der Tabes der Krankheitsprozeß zahlreiche Wurzeln befallen hat, und die toxischen Einwirkungen bei den Infektions-krankheiten ebenfalls wahrscheinlich an zahlreichen Stellen des sensiblen Neurons vorhanden sind. Ich sah bei einem Knaben eine vollkommen lokal begrenzte Neuralgie des linken N. ilio-inguinalis als das einzige Schmerzsymptom bei Influenza (der auch andere Familienmitglieder verfallen waren) auftreten und mit der Influenza in 2 Tagen verschwinden. Diese Beobachtungen deuten doch darauf hin, daß außer den Wurzelreizen noch irgend-welche lokale Ursachen zum Zustandekommen auch der radi-kulären Neuralgien mitwirken mögen.

Die ursprüngliche Annahme, wonach der periphere Nerv selbst, der Nervenstamm oder das Nervenästchen, als Sitz der neuralgischen Erkrankung anzusehen sei, scheint zum mindesten bei einem großen Teil der Neuralgien zuzutreffen. Beweis sind mir vor allem diejenigen Fälle, bei welchen die neuralgische

---

[1] Nach Salomonson.

Erkrankung an einem bestimmten Punkte der Peripherie eines Nerven einsetzt, und auch in der ganzen Zeit, über die peripherische Lokalisation nicht herausreicht; z. B. die Fälle von Neuralgie des Daumens, des Fußrückens oder der peripheren Verzweigungen des Peronaeus und Tibialis am Unterschenkel; das sind gewissermaßen **partielle Neuralgien,** welche sich direkt an derjenigen Stelle des Körpers entwickelten, wo ein Trauma irgendwelcher Art, ein mechanisches oder thermisches, einsetzte. In den folgenden Kapiteln finden sich mehrfache Beispiele dafür. In solchen Fällen bleibt Spontanschmerz und Druckschmerz immer nur auf den gerade erkrankten peripheren Teil des Nerven beschränkt. Was in dem Nerven oder in der nächsten Umgebung des Nerven vor sich geht, bleibe dahingestellt; da zahlreiche meiner Fälle im Anschluß an ein Trauma beobachtet wurden, so konnte dabei selbstverständlich auch an entzündliche Prozesse des den Nerven benachbarten Gewebes oder der Nervenscheide selbst gedacht werden. Aber ein Punkt spricht dagegen und erscheint mir auch sonst bemerkenswert. Überall, wo eine Neuralgie traumatischen Ursprunges vorlag, trat der neuralgische Schmerz nicht im unmittelbaren Anschluß an das Trauma auf, auch nicht auf der Höhe der durch das Trauma gesetzten Entzündungserscheinungen, sondern er setzte erst später ein, er hinkte dem Trauma gewissermaßen nach. Ich habe dieses Verhalten in so zahlreichen Fällen angetroffen, daß ich geradezu von einer Gesetzmäßigkeit dieser Erscheinung sprechen möchte. Hierfür aber gibt es nur zweierlei Erklärung: entweder das Trauma bedarf in seiner Einwirkung auf den peripheren Nerv einer gewissen Zeit, bis sich diejenigen Veränderungen an dem Nerv vollzogen haben, welche zum Nervenreiz, dem Schmerz führen; oder es bedurfte dieser längeren Zeit, um das periphere Trauma zentralwärts zu leiten und von hier, z. B. den Spinalganglien aus die Neuralgie zu inszenieren; dann aber hätte man doch wohl den Schmerz im Verlauf des ganzen Nerven zu erwarten und nicht nur an der traumatisierten Stelle.

Dieses eigentümliche Verhalten der peripherischen Nerven, auf ein Trauma später als die Weichteile zu reagieren, ist nicht nur theoretisch interessant, sondern auch von praktischer Wichtigkeit bei der Beurteilung von Unfallfolgen; ehe ich darauf aufmerksam wurde, waren mir Patienten, welche über Schmerzen oftmals erst nach Ablauf eines häufig unbedeutenden Traumas klagten, immer stark simulationsverdächtig erschienen, bis mich einwandfreie Fälle, wo keinerlei Entschädigungsinteressen vorlagen, eines anderen belehrten.

Aber auch bei nichttraumatischen Neuralgien schien mir zwischen der Noxe (z. B. Erkältung) und dem Ausbruch der Neuralgie oftmals ein Zeitraum von einigen Tagen dazwischen zu liegen; zum Verständnis hierfür könnte man vielleicht einem Gedankengang folgen, welchen Goldscheider für denNervenschmerz der Arteriosklerotiker gehabt hat, wenn er sich denselben gradatim entstehend denkt aus: Zirkulationsstörung — Ischämie — dadurch bedingtem Reizzustand des Nerven in der Adventitia — schließlich bei bestimmter Graduation dieses Reizzustandes — den Schmerz.

Daß der neuralgische Schmerz oftmals mit einer auffallenden Plötzlichkeit und Heftigkeit in Erscheinung tritt, spricht nicht gegen die Annahme einer langsamen Entwickelung des neuralgischen Prozesses. Denn wenn wir unsere Kranken genau examinieren, werden wir von ihnen nicht selten hören, daß dem eigentlichen Schmerzanfall schon lange Zeit schmerzhafte Empfindungen an der Schmerzstelle vorangegangen waren. Eine allmählich sich vollziehende Entwicklung des Krankheitsprozesses am Nervenstamm setze ich also für einen Teil der Neuralgien voraus.

Sind die supponierten Veränderungen am Nerv bis zu einem gewissen Grade fortgeschritten, so setzt der erste Schmerz häufig mit großer Plötzlichkeit nach Art eines Hexenschusses ein, was im Anschluß an eine Muskelbewegung geschehen kann, aber auch bei Personen von mir beobachtet wurde, welche sich in vollkommener Muskelruhe befanden. Es ist aber sehr naheliegend, daß in dem ersteren Falle immer wieder die Vorstellung hervorgerufen wird, man habe sich durch eine ungeschickte Bewegung eine Muskelzerrung zugezogen. Der Lumbago, diese ebenso häufige wie merkwürdigeAffektion, figuriert noch bei den meisten Autoren als Muskelrheumatismus oder Muskelzerrung, während derselbe vielleicht mit den Muskeln weniger zu tun hat als mit den Nerven.

Ist der neuralgische Zustand erst einmal geschaffen, so wird der Schmerz, wie ich es mir weiterhin, in Übereinstimmung mit den Lehrbüchern, vorstellen kann, durch Muskelbewegungen des schmerzhaften Gebietes oder auch durch Erschütterungen des ganzen Körpers, wie Niesen, Husten usw., in leicht erklärlicher Weise gesteigert. Dieses gilt für den Lumbagoschmerz wieder im besonderen Maße, wie ich glaube aus zwei Gründen: einmal, weil fast bei jeder Bewegung, die der Mensch ausführt, die Kreuzgegend zur Balance mitbewegt wird, sodann, weil die hinteren kleinen lumbalen Nervenästchen durch die straffe Lumbalfascie in besonderer Weise eingeengt erscheinen.

Auch die nächtlichen Schmerzexazerbationen vieler Neuralgiekranker erkläre ich mir durch mechanische Verhältnisse, wie sie im Schlaf leicht vorkommen können; der Schlafende hat entweder eine Bewegung gemacht, welche er im wachen Zustande vermieden haben würde, und dadurch eine plötzliche Zerrung seines kranken Nerven hervorgerufen, oder er hat auf irgend eine Art, z. B. durch Seitenlagerung, den erkrankten Nerv gedehnt oder gedrückt, in beiden Fällen gereizt. So kommt es, daß der Neuralgiker in der Nacht oftmals sein Bett verläßt, weil er instinktiv eine veränderte Muskelhaltung und damit eine Entspannung des gedehnten oder gedrückten Nerven sucht. Die Bettwärme hat wohl nichts mit der Steigerung des Schmerzes zu tun; die Neuralgie braucht im Gegenteil, wenn ich so sagen darf, viel Wärme.

Ich fasse also zusammen: Das Vorkommen von an der Peripherie lokalisierten, besonders von traumatischen Neuralgien läßt den Nerv in seinem Stamm selbst als den Sitz der neuralgischen Erkrankung erscheinen, wobei der Umstand, daß der Nervenschmerz, dem erlittenen Trauma erst einige Zeit nachfolgt, darauf hindeutet, daß es sich bei der Neuralgie nicht um eine bloße Reizwirkung, sondern um eine pathologische Veränderung des Nerven (oder der Nervenscheide oder der N. N. nervorum) handelt. Daß durch Muskelbewegung oder durch Druck auf die erkrankte Stelle der Schmerz hervorgerufen oder gesteigert wird, spricht ebenfalls zugunsten des lokalen Ursprungs bzw. des lokalen Sitzes der Neuralgie.

Nun ist diese Annahme freilich nur für einen Teil der Neuragien wahrscheinlich. Klinisch kommen nämlich ganz unzweifelhaft Neuralgien vor, welche von der Peripherie des Nerven aufzusteigen scheinen [1]), ferner solche, welche von dem zentral gelegenen Teil des Nerven nach der Peripherie absteigen, endlich solche, welche mehrere benachbarte Nervengebiete gleichzeitig befallen, wobei z. B. zu denken ist an das häufig gleichzeitige Auftreten von Zervikal- und Brachialneuralgien oder von Lumbago und Ischias oder von mehreren Thorakalnerven gemeinsam. Da ist es denn, wie schon gesagt, naheliegend, sich den Krankheitsprozeß in dem Wurzelgebiet selbst oder in dem Anastomosengebiet des Nerven gelegen zu denken, oder doch wenigstens anzunehmen, daß durch den Reizzustand eines bestimmten peripheren Nerven gleichzeitig auch diese zentraleren Nervenabschnitte miterregt wurden.

Eine Art Verständnis für diese Vorgänge geben uns manche alltäglichen Manipulationen, bei welchen wir künstlich Schmerz erzeugen, z. B. die subkutanen und intramuskulären Injektionen von Medikamenten. Der Schmerz kann hierbei sowohl durch direktes Anstechen eines Nervenästchens als auch durch den Reiz der injizierten Substanz auf einen Nerv odsr ein Nervenästchen hervorgerufen werden; und wir wissen, daß manche dieser Substanzen einen so lebhaften Nervenreiz ausüben, daß nicht nur Schmerz, sondern auch Ödematisierung und (aseptische) Entzündung au der Injektionsstelle auftreten können. Es ist klar, daß bei den Subkutaninjektionen ausschließlich die Hautnerven, bei den Intramuskulärinjektionen auch die tiefer gelegenen Nerven gereizt werden können. Was beobachtet man nun in dem einen und in dem anderen Falle? Meistens nichts weiter als eine schnell vorübergehende Schmerzempfindung an der Einstichstelle. Aber hier und da sehen wir den Injektionsschmerz in ganz bestimmte Nervenbahnen fortgeleitet werden und in der Art der Neuralgien oder auch leichterer Neuritiden eine Zeitlang fortbestehen. Dafür ein Beispiel: Ich hatte bei einer Patientin schon mehrfache Subkutaninjektionen von Coffein. natr. salicyl. ohne besondere Reizwirkung ausgeführt, als ich dann als Injektionsstelle zufällig die Innenfläche des Oberschenkels an der Grenze des oberen Drikels wählte.

---

[1]) Ich sage das mit aller Reserve, da eine aszendierende Form der Neuritis bekanntlich noch strittig ist. Vulpius und Ewald sprechen sich dagegen aus, während Bolten auf Grund von fünf anscheinend be weisenden Krankengeschichten für eine Neuritis ascendens eintritt.

Dieses Mal empfand die Patientin den Einstich besonders schmerzhaft und äußerte unmittelbar danach, daß sie auch am inneren Knierand, entsprechend der Ausbreitung des N. cut. ant. des N. femoralis, wie „mit Nadeln gestochen" werde; nach 2 Tagen wiederholten sich diese Schmerzparoxysmen an derselben Stelle immer häufiger, traten auch bei Bewegungen hervor und verhielten sich auch weiterhin ganz wie eine Neuralgie; irgendeine Veränderung an dem schmerzhaften Hautbezirk oder an der Injektionsstelle war nicht bemerkbar, diese selbst nicht im geringsten druckschmerzhaft; nur eine leichte Hypästhesie im Bereich des schmerzhaften Hautbezirks wies auf eine Schädigung des Nerv (vielleicht eine leichte Neuritis) hin.

Ein anderes Beispiel dieser Art geben uns mitunter die Injektionen von Hg-Salzen in die Glutealmuskulatur. Bekanntlich ist die Schmerzhaftigkeit dieser Injektionen bei ein und derselben Person und gleichbleibender Technik eine sehr verschiedene, wahrscheinlich je nachdem man zufällig ein Nervenästchen angestochen hat oder nicht. Es tritt öfters sofort beim Einstich ein äußerst lebhafter Schmerz auf, welchen der Kranke indessen nicht allein an der Einstichstelle empfindet, sondern nach entfernt gelegenen Partien projiziert, nach welchen der getroffene Nerv gar nicht herüberleitet; z. B. er gibt beim Einstich in die seitlichen Partien der Nates, wo vielleicht Ästchen der N. N. clunium oder des tiefer gelegenen N. glutaeus sup. getroffen sein konnten, an, daß er den Schmerz gleichzeitig in der Wade, Hacke oder in der Lendengegend verspüre; aber niemals wurde mir angegeben, daß der Schmerz etwa auch in dem Arm, dem Nacken oder der Brust empfunden wurde; es handelte sich demnach hier um einen exquisit segmentären Schmerztypus des Wurzelgebiets L_1—L_4.

Nach der Analogie dieser Beispiele ist man wohl auch zu der Vorstellung berechtigt, daß periphere Nervenreize ganz allgemein bald Stammneuralgien, bald Wurzelneuralgien auszulösen vermögen.

Dann gibt es wiederum Neuralgien, welche gleichzeitig an verschiedenen, in bezug auf die Nervenversorgung voneinander ganz unabhängigen Stellen des Körpers auftreten, obschon ich solche Erkrankungen nicht gerade oft gesehen habe. Hier hält auch die radikuläre Hypothese nicht Stand und man müßte sich die Einwirkung des Reizes eben an verschiedenen sensiblen Neuronen gleichzeitig zustande kommend denken. Das Herüberleiten der Schmerzempfindung auf die entgegengesetzte Seite im korrespondierenden Sinne ist nicht ganz so selten. Auch das kann von jedem sensiblen Reiz der Peripherie aus geschehn. Ich erwachte in einer Nacht über einer Druckparästhesie des linken Armes, welche durch Aufliegen des Kopfes auf der linken Hand veranlaßt worden war; es bestand aber das Gefühl des Kribbelns und des Taubseins ganz ausgesprochen symmetrisch und von gleicher Intensivität an den beiden radialen Hälften der Unterarme, vom Ellenbogen abwärts, und in beiden Daumen, Zeige- und Mittelfingern.

Die übliche **Einteilung der Neuralgien** in symptomatische und idiopathische ist zwar bis auf weiteres klinisch gerechtfertigt, doch besagt sie nur, daß man in dem einen Falle eine Ursache für das Leiden kennt oder zu kennen glaubt, in dem anderen Falle nicht. Manche Neuralgien, welche man den rein idiopathischen zurechnete, entpuppen sich im weiteren Verlauf als symptomatische; deshalb kann die Diagnose einer echten Neuralgie immer nur nach gründlichster Allgemeinuntersuchung des Körpers und bei sorgfältigem Ausschluß anderer Krankheiten gestellt werden, und in diesem Sinne kann ich die **Diagnose der Neuralgie** nicht so einfach finden, wie es von manchen Autoren angegeben wird. Eine Anzahl von Fällen wird man unter aller Reserve diagnostizieren und den weiteren Verlauf abwarten müssen.

Besondere diagnostische Methoden zur Neuralgiediagnose sind noch nicht ausgebildet. Dieselbe stützt sich demnach zurzeit auf das charakteristische Schmerzsymptom (anfallsweiser oder auch mehr kontinuirlicher Schmerz im Verlauf eines bestimmten Nerven), den Ausschluß anderer Krankheiten und die Abtastung der schmerzempfindlichen Stellen auf Druckempfindlichkeit, für welche von K. Francke das Wort „Algeoskopie" vielleicht nicht ganz glücklich geprägt ist, wozu dann noch hinzukommen kann eine Hyperästhesie des entsprechenden Hautbezirks. Bekannt sind die Valleixschen Druckpunkte, deren Bedeutung nach Salomonson u. a. gegenwärtig wesentlich niedriger geschätzt wird als früher. Cornelius spricht von „Nervenpunkten" und will solche bei neuralgischen Personen nicht nur an dem Sitz der Neuralgie, sondern in großer Anzahl über den ganzen Körper verbreitet, regelmäßig angetroffen haben, womit er seine „Nervenpunktlehre“ begründet; er konstatiert z. B. bei einem Patienten, welcher an einer Armneuralgie leidet, außer mehreren Armdruckpunkten etwa noch 24 Nervenpunkte vorn am Rumpf und 34 weitere am Rücken. Alle diese Punkte, welche in ein Schema eingezeichnet werden, ständen nach seiner Ansicht im Zusammenhang, und zur Erzielung eines Heilerfolges müßten auch diese sämtlichen Punkte mittels der „Nervenmassage“ behandelt werden.

Nun gehört zweifellos ein hohes Maß von Selbstkritik bei der Anwendung einer Methode, welche wie die Prüfung der Empfindlichkeit für Druckschmerz doch sehr viel Subjektives sowohl für den Untersuchenden als für den Untersuchten in sich schließt [1]). Wenn Erben aber erklärt, „Druckschmerzhaftigkeit kann man bei jedem registrieren, der sie uns vorheucheln will“, so kann ich seiner Ablehnung in dieser Allgemeinheit doch keineswegs beipflichten; denn das Wesentliche der Druckprüfung liegt doch in dem Umstande, daß der Schmerz immer wieder an einer bestimmten Stelle lokalisiert wird, immer wieder von dem Kranken an der gleichen Stelle empfunden wird, auch wenn man seine Aufmerksamkeit inzwischen abgelenkt hat. Dabei dürften schnell aufeinander folgende Vergleichsprüfungen doch nicht leicht im Stich lassen.

Erschwerend für die Beurteilung des Druckschmerzes ist auch der Umstand, daß bei manchen Neuralgien überhaupt eindeutige Druckpunkte nicht zu finden sind, oder daß solche auf einen ganz minutiösen Bezirk beschränkt bleiben, wo sie, wie bei den Interkostalneuralgien oder dem Lumbago, öfters erst nach längerem Suchen und bei bestimmter Druckrichtung des palpierenden Fingers entdeckt werden. Ferner hängt auch, wie E. Müller zutreffend sagt, „die Heftigkeit aller Schmerzen nicht nur von der Intensität des auslösenden Reizes, sondern auch von dem Grade der psychischen Empfindlichkeit ab,“ und das wird nicht nur für den Neurastheniker, sondern schließlich für jeden

<hr>

[1]) Man kann z. B. bei vielen durchaus gesunden und keineswegs nervös empfindlichen Personen durch Druck auf bestimmte Stellen am Kopf und Nacken lebhafteren Schmerz auslösen.

Menschen zutreffen; von den „Psychalgien" Oppenheims, wonach ein Schmerz nur in der Vorstellung bestehen kann, gar nicht zu reden.

Auch die anatomische Lokalisation der Schmerzempfindung als solche bereitet Schwierigkeit; es genügt nicht, wie Francke behauptet, den Verlauf der Hauptnervenstämme zu kennen und in die Tiefe bis auf den Nervenstamm den Druck auszuüben; das wäre ja nicht allzu schwierig. Die Schwierigkeit entsteht vielmehr dadurch, daß an ein und derselben Stelle häufig oberflächliche und tiefe Nerven übereinander geschichtet liegen, und zweifellos auch die oberflächlichen Nerven Sitz der neuralgischen Erkrankungen sein können. Auch ist bei fetten Personen die anatomische Orientierung besonders am Rumpf erheblich erschwert. So kommt es, daß die Prüfung der Druckpunkte den Arzt häufig doch nicht befriedigt, ihn nicht zu einer rechten Diagnose gelangen läßt; er wird öfters ein ehrliches non liquet bekennen müssen und abwarten, inwieweit der Fall aus dem weiteren Verlauf seine Klärung findet.

Unterstützt wird die Neuralgiediagnose durch einige klinische Besonderheiten. Patienten, welche den Schmerz als „stechend" oder „spickend" bezeichnen oder ihn in die Richtung einer bestimmten Nervenbahn verlegen, oder bei welchen der Schmerz intermittiert, sind neuralgieverdächtig; es ist interessant, wie z. B. die Kranken mit Interkostalneuralgien ihren Schmerz in der kostalen Richtung genau mit dem Finger bezeichnen, oder wenn die Kranken sagen, „es spickt von hier bis hier"; das Wiederkehren des Schmerzes genau zu einer bestimmten Tageszeit, die Periodizität des Schmerzes soll zwar vorzugsweise für die Malarianeuralgie charakteristisch sein, wird aber bestimmt auch bei der Trigeminusneuralgie häufig beobachtet [1]).

Das Alter des Patienten ist ziemlich nebensächlich. Neuralgien kommen im Kindesalter seltener vor, aber sie kommen vor und entgehen unserer Beobachtung häufig nur aus dem Grunde, weil Kinder nicht die Fähigkeit besitzen, die Art ihres Schmerzes richtig anzugeben, oder auch, weil sie überhaupt schmerzunempfindlicher sind; erhält man doch von dem kranken Kinde,

---

[1]) Nach Semi Meyer soll sie dagegen ein Zeichen des hysterischen Schmerzes sein.

auf die Frage: „Was tut Dir weh?“ sehr häufig die typische Antwort: "Nichts.“ Auch das Geschlecht spielt nach meiner Erfahrung keine Rolle.

Die Dauer der neuralgischen Erkrankung kann eine sehr verschiedene sein. Man muß sich nicht immer die langwierigen Fälle von Ischias vor Augen führen, wenn man von Neuralgie spricht. Es gibt auf jedem Nervengebiet auch ganz leichte Fälle, Neuralgien, welche in wenigen Tagen, ohne besonderes Dazutun, häufig nur durch einfaches Warmhalten spurlos verschwinden. Das ist am häufigsten der Fall, wenn die oberflächlichen Hautnerven [1]) der Sitz von Neuralgien geworden waren. Man kann mitunter geradezu von „Eintagsneuralgien“ sprechen. Aber auch bei den tieferen Nerven braucht die neuralgische Erkrankung keineswegs wochenlang zu dauern. Die Mehrzahl meiner Neuralgien konnte in zwei bis drei Wochen meist ohne eingreifende Behandlung als beseitigt angesehen werden. Demnach ist aber auch die **Prognose** der Neuralgien bezüglich ihrer Dauer niemals mit Sicherheit zu stellen.

Der **Ätiologie** nach spielten rheumatische Ursachen bei meinen Neuralgien die Hauptrolle. Die Erkrankungen häuften sich zu Zeiten, wo Erkältungskrankheiten oder Influenza herrschten, also meist in der kalten Jahreszeit [2]). Im Dezember 1907 hatte ich in allgemeiner Praxis an einem Tage fünf Zugänge von Neuralgien, nämlich 2 Interkostalneuralgien, 1 Lumbalneuralgie, 1 Gesichtsneuralgie und 1 Supraklavikularneuralgie. Die Astmathiker, welche sehr von Erkältungen abhängig sind, leiden auch häufig an Neuralgien. Das gleiche gilt von Briefträgern. Ob aber bei den Erkältungen Zirkulationsstörungen eine Rolle spielen, oder ob es Infektionen sind, wissen wir nicht [3]).

Auch die Abhängigkeit der Neuralgien von Stuhlverstopfung wird häufig, so neuerdings von Ebstein hervorgehoben. Fr. Schultze leugnet dieselbe, läßt aber diesen Zusammenhang für den Lumbago bestehen. Ich selbst fand Abführprozeduren

---

[1]) Hier erklärt sich auch die Wirksamkeit des Äthylchlorids in ungezwungener Weise.

[2]) Salomonsons Neuralgien zeigten dagegen ein deutliches Maximum in den Monaten März bis inkl. Juni.

[3]) Goldscheider definiert den Begriff „Erkältung“ als „eine Abkühlung der Haut ohne genügende Reaktion“.

zu Beginn einer neuralgischen Erkrankung oftmals wirkungsvoll; es könnten also auch Autointoxikationseinflüsse mit im Spiele sein. In der Ätiologie der Neuralgie spielt dann das schon mehrfach erwähnte T r a u m a eine nicht zu unterschätzende Rolle. Das Trauma braucht gar nicht ein sehr heftiges gewesen sein, es muß offenbar nur einen bestimmten Nerv oder einen Nerv in bestimmter Weise — das wissen wir nicht — getroffen haben. Geringfügige traumatische Ursachen, wie ein einfacher Stoß, welcher nicht die geringsten äußeren Erscheinungen der Sugillation oder Schwellung hervorgerufen hat, kann den Anlaß zur Neuralgie [1]) geben. Auch B e r n h a r d t und K r o n haben sich über Unfallsfolgen auf dem Nervengebiet dahin ausgesprochen, daß sowohl echte Nervenschädigungen als auch Neuralgien vorkommen können; die letzteren treten auf, „wenn der Nerv gequetscht worden ist, wenn er durch zurückgebliebene Fremdkörper, durch Callus und Narbendruck gereizt wird oder einer Entzündung anheim fällt''; neben den Anästhesien (Neuritis) kämen auch traumatische Hyperästhesien und Parästhesien vor (Neuralgie).

Für die t r a u m a t i s c h e N e u r a l g i e scheint mir, wie ich schon eingangs hervorgehoben habe, das allmähliche Auftreten des Schmerzes charakteristisch zu sein.

Daß der Nervenschmerz bei traumatischen Neuralgien mit gewissen lokalen Zirkulationsstörungen im Zusammenhang stehen mag, lehren die Neuralgien der Extremitäten, bei welchen der Schmerz sich zu steigern pflegt, wenn man Arm oder Bein herunter hängen läßt — zwar eine alte Erfahrung bei jeder Art des Kontusionsschmerzes, aber für die Neuralgie bemerkenswert zu einer Zeit, wo anscheinend alle sonstigen Erscheinungen der Kontusion bereits geschwunden sind. Man kann auch durch ein ganz einfaches Experiment jederzeit einen Nervenschmerz durch Hyperämie hervorrufen. Wenn man den Mund mit einem scharfen Mundwasser, z. B. einer Thymollösung, spült, so hört das Brennen im Munde alsbald auf; führt man dann nach einer Weile eine starke Preßbewegung aus, so tritt er in sehr erheblichem

---

[1]) Aber auch das Umgekehrte ist der Fall; ich selbst erlebte bei mir selbst und anderen ganz erhebliche Kontusionen oder Gelenksdistorsionen, welche wochenlang die Anzeichen einer starken Weichteilverletzung darboten, ohne daß sich zu irgendeiner Zeit Schmerzen von neuralgischem Charakter eingestellt hätten.

Maße wieder in Erscheinung; mit anderen Worten ein einmal gesetzter Nervenreiz wird durch Hyperämie des gereizten Gebietes von neuem angeregt. Erben hat, wie ich sehe, die gleiche Beobachtung, daß nämlich Ischiadiker mit Schmerz auf Aktionen der Bauchpresse reagieren, direkt für die Differentialdiagnose der Ischias verwertet.

Chlorotische Personen scheinen zu Erkältungsneuralgien zu neigen; auch das würde durch die Anahme gewisser Störungen im Blutkreislauf, ähnlich wie man solche bei der Ulcusätiologie annimmt, verständlich werden.

Die Disposition zu neuralgischen Erkrankungen ist aber auch bei manchen Personen vorhanden, ohne daß ein Grund dafür ersichtlich wäre; es gibt geborene Neuralgiker, welche bald hier bald dort ihre Neuralgie klagen. Ich habe solche neuralgische Personen einige Male von der Kindheit an über ein Jahrzehnt verfolgt, andere Male bei Erwachsenen 12 Jahre hintereinander Neuralgien notiert. Es waren meist leichtere Erkrankungen, welche an Erkältungen anknüpften, so daß ich geneigt bin, bei ihnen die neuralgische Disposition durch einen Defekt in den Wärmeregulationsvorgängen der Hautgefäße zu erklären.

Die idiopathischen Neuralgien sind den symptomatischen zwar gegenüber zu stellen, aber wenn z. B. der Neurastheniker, der Alkoholiker, der Diabetiker, der Nephritiker oder Gichtiker mit einem Male an Neuralgie leidet, während er früher nicht daran gelitten hat, und andere Patienten derselben Kategorie niemals an Neuralgien leiden, so beweist das nur, daß ein Teil der an diesen Krankheiten leidenden Personen zu einer bestimmten Zeit eine Disposition zu Neuralgien bekundet. Auch die Neuralgien der Nervösen, Hysteriker und Neurastheniker sind meistens auf bestimmte Nervenbahnen beschränkt. Es finden sich gewöhnlich nur hier die charakteristischen Druckpunkte, nicht an irgendwelchen beliebigen Stellen des Körpers. Ich kann nicht einmal sagen, daß für den Neurastheniker neuralgische Schmerzen charakteristisch wären; seine Klagen über Schmerz sind meist unbestimmter, vielseitiger und bilderreicher als die Klagen des Neuralgikers [1]). Ich kann demnach Jen-

---

[1]) Unter 151 Postsubalternbeamten meiner Zusammenstellung notierte ich 82 Neurastheniker (= 54%), dagegen nur 6 Neuralgien (4%);

drassick auch nicht beipflichten, wenn er die Mehrzahl aller
Neuralgien für neurasthenisch erklärt. Wohl aber läßt sich die
Angabe von Kollarits, wonach der neurasthenische Schmerz
im Gegensatz zum neuralgischen während der Bewegung
nicht schlechter, sondern im Gegenteil besser wird, differentialdiagnostisch ganz gut verwerten; ebenso die Angabe Semi
Meyers, daß man die neurasthenischen Schmerzen aus der Wir-
kungslosigkeit der Antineuralgika, gewissermaßen also ex non
juvantibus, diagnostizieren könne.

Daß neuralgische Schmerzen dem akuten Gelenkrheuma-
tismus mitunter vorangehen, ist bekannt; ich sah Nervenschmerzen ebenfalls im Verlauf der follikulären Angina und
der Influenza auftreten, auch Pneumonie und Pleuritis
exsudativa setzen häufig mit neuralgiformen Bruststichen ein.
Die Pleuritis sicca, welche man pflichtmäßig hinter jeder
Interkostalneuralgie vermutet, habe ich aber doch im Vergleich
zu der letzteren im ganzen selten angetroffen; die arteriosklerotischen Schmerzen von neuralgischem Typus sind
in Anbetracht der Häufigkeit der Arteriosklerose ebenfalls als
selten zu bezeichnen. Neuralgische Schmerzen, wohl meist
reflektorischen Ursprungs, sah ich dann noch auftreten am
Kopf: bei Zahncaries, Stirn- und Nebenhöhlenkatarrhen,
Mittelohrentzündung, Migräne; am Rumpf: bei Appendicitis,
Leistenhernie, Ulcus ventriculi, Pylorusstenose, Vitium cordis;
am Arm: bei Erkrankungen des Schultergelenks oder der
Bursa; am Bein: bei Coxitis, Hygrom der Bursa poplitea,
Tendovaginitis crepitans, Plattfuß, Periphlebitis (die letztere
zweifelhaft).

Der Plattfuß führt durch Druck oder Zerrung der Endäste
des Peronaeus oder des Tibialis infolge der fehlerhaften Belastung
des Mittelfußes auch oftmals zu echten Neuralgien; die Kranken
klagen dann über Schmerzen auch bei aufgehobener Belastung,
z. B. im Liegen; die Spontanschmerzen werden als stechend bezeichnet und ganz charakteristisch in die entsprechende Nerven-

---

bei 118 Post- und Telegraphengehilfinnen 27 neurasthenische (= 23%)
und nur 10 Neuralgien (= 8%). Diese Patienten bleiben also hinter
meinem Durchschnitt von 15% Neuralgien der Allgemeinpraxis erheblich
zurück.

bahn am Unterschenkel verlegt. Hierbei nützt die Plattfußeinlage allein gewöhnlich nicht.

Die Differentialdiagnose in bezug auf Neuritis ist im Oppenheimschen Lehrbuch ausführlich behandelt; gegen die Neuralgie und für Neuritis spricht besonders das Vorhandensein von Lähmungserscheinungen, Atrophie und Anästhesie; auch pflegt der Nerv auf eine große Strecke hin druckempfindlich zu sein. Es kommen sicherlich aber öfters unreine Fälle vor, wo man im Zweifel sein kann, ob man eine vorliegende Erkrankung besser der Neuralgie oder der Neuritis einzureihen hat, z. B., wenn die Druckempfindlichkeit eine etwas ausgedehntere zu sein scheint, nicht Anästhesie, aber etwa Hypästhesie besteht, während der Schmerz den neuralgischen Charakter hat und Lähmungserscheinungen und Atrophie fehlen.

Ferner muß ich hier noch Erwähnung tun, der Schmerzen ohne jeden Befund, welche öfters nach Muskelüberanstrengungen geklagt werden, oder welche auch nach besonderen geistigen Anstrengungen, nach Art der Neuralgien auftreten können und mit der körperlichen oder geistigen Entspannung wieder verschwinden. Briefträger klagen öfters über neuralgiforme Schmerzen im Kreuz und in den Beinen beim Treppensteigen; ferner sind „Stiche vorn auf der Brust und hinten am Rücken" eine häufige Klage der Briefträger; oder im Anschluß an den Nachtdienst „zuckt es" dem Patienten irgendwo im Körper; auch die „Herzschmerzen" bei Überanstrengung gehören hierher. Bei der Mehrzahl solcher Patienten, welche im Gehn außerordentliches zu leisten haben, konnte ich Ruhepulse über 100 konstatieren, so daß sich vielleicht die Schmerzen auch hier aus nicht näher gekannten Zirkulationsstörungen und dadurch bedingtem Nervenreiz herleiten lassen, und man nicht gerade immer zu dem Begriff der Neurasthenie seine Zuflucht zu nehmen braucht. Andererseits könnte man hierbei wohl auch an Vorgänge im Sinne der „Aufbrauchtheorie" Edingers denken, an funktionelle Reizungen des Nerven in seinem sensiblen Teil. Ob die bei Edinger erwähnten Wettläufer und Radfahrer, welcheer als Beispiele zum Beweise anführt, daß Arbeit unter bestimmten Umständen zur Vernichtung von Nervenbahnen führen könne, auch über Nervenschmerzen geklagt haben, ist nicht gesagt.

2*

Einen interessanten Fall von Ermüdungs(Funktions-)schmerz beider Oberarme, welcher sich ähnlich einer Brachial-Neuralgie äußerte, beobachtete ich bei einem Postschaffner, dessen Beschäftigung (sog. „Sortierdienst“) 23 Jahre ohne Unterbrechung darin bestanden hatte, daß er die eingehenden Briefe in die verschiedenen Fächer eines Regals zu verteilen (zu werfen) hatte. Da der größere Teil dieser Fächer sich höher als in Schulterhöhe befindet, so hatte er es in der Elevationstechnik der Arme zu einer besonderen Fertigkeit gebracht, wofür eine ungewöhnlich kräftige Entwickelung des Deltamuskels deutliches Zeugnis ablegte. Dieser Mann, bei welchem andere Ursachen (Alkohol, Neurasthenie, Diabetes, Arteriosklerose, Schultergelenkseffaktionen) ausgeschlossen werden konnten, klagte über einen dumpfen Schmerz in beiden Oberarmen „von der Schulter bis zum halben Oberarm,“ und zwar nicht nur beim Heben und der Rückwärtsführung der Arme, sondern auch während der Ruhe; selbst nachts pflegte er über dem Schmerz aufzuwachen und mußte sich seine Arme erst wieder zurechtlegen. Druckempfindlichkeit am Deltoides bestand nicht; ebenso fehlten Sensibilitätsstörungen.

Die allerwichtigste Krankheit, welche differentialdiagnostisch mit Neuralgie in Frage kommt, ist zweifellos der Muskelrheumatismus, die Myalgie. In den Lehrbüchern steht darüber wenig genug. Oppenheim sagt in aller Kürze: „Myalgien sind durch den Sitz und die Verbreitung von Neuralgien zu unterscheiden;“ und doch werden diese beiden Erkrankungen gewiß am häufigsten durcheinander geworfen und miteinander verwechselt; ja es kommt in manchen Fällen sicherlich nur auf die Auffassung an, ob man einen Schmerz mehr auf den Muskel oder den Nerv beziehen will. In einer Hinsicht stimmen beide Krankheiten freilich überein: auch der Muskelrheumatismus ist wissenschaftlich noch gänzlich ungenügend ergründet. Außer Schmidt, dessen schon erwähnte Hypothese des radikulären Ursprungs des Muskelschmerzes sowohl wie des neuralgischen Schmerzes diese beiden Krankheiten nahe zusammenbringt [1]), hat sich meines Wissens in den letzten Jahren nur Peritz mit einer ausführlichen Darstellung der Myalgien befaßt. Ich kann aber nicht sagen, daß mich die von ihm aufgestellte Topographie der Myalgien sehr überzeugen konnte. Es mögen in anderen Gegenden akute Myalgien öfters anzutreffen sein; wenn ich aber als Kriterium des myalgischen Schmerzes

---

[1]) Er sagt S. 734: „Die hinteren Wurzeln bzw. die Spinalganglien und ihre Analoga (Ganglion Gasseri) sind ganz offenbar auch der Sitz vieler spontanen Neuralgien, und so erklären sich die innigen klinischen Beziehungen beider (Neuralgie und Myalgie) ungezwungen“.

nach Peritz annehme, daß der Schmerz sich auf einen größeren Teil des Muskels erstrecke, daß die myalgische schmerzhafte Druckstelle zum mindesten die „Größe eines Talers" haben müsse, daß ferner die „Ansatzstellen", aber auch die „freien Ränder" der Muskeln vorzugsweise vom Schmerz befallen seien, so bin ich nur ganz ausnahmsweise echten Myalgien begegnet. Vorgetäuscht sind mir Myalgien öfters in allen denjenigen Fällen, wo, wie bei der Torticollis rheumatica oder bei dem Lumbago die Hals- oder Rückenmuskeln in einer gewissen empfindlichen Starre und Steifigkeit angetroffen wurden. Aber die maximale Druckempfindlichkeit ließ sich meist unschwer nicht eigentlich an dem Muskel selbst, als vielmehr in den dem Muskel benachbarten Nerven nachweisen, wie ich das in den folgenden Kapiteln mit Beispielen belegen werde. Die Muskeln befanden sich nach meiner Meinung in reflektorischer Anspannung, als die Folge des Nervenschmerzes. Dieses Verhältnis, also primäre Neuralgie, sekundäre Muskelspannung scheint mir das Gewöhnliche zu sein, die primäre Myalgie die Ausnahme. Die Sache kann aber auch anders liegen, indem nämlich Stellen am Muskel druckempfindlich erscheinen können, während es in Wirklichkeit die Nervenästchen sind, welche über den Muskel hinwegziehen; so kann man z. B. bei der Torticollis rheumatica den starren M. sternocleidomast. zwischen den Fingern drücken und kneten, ohne daß er schmerzt, aber man kann denselben nicht schmerzlos gegen die Wirbelsäule drücken, weil dann gleichzeitig Ästchen der Zervikalnerven unter den Fingerdruck kommen.

Infiltrate und Verdickungen, sog. „rheumatische Muskelschwielen", wie sie von einigen Autoren, wie Schreiber (Meran), Stockmann, Weiß, Strauß, Kuthan beschrieben wurden, habe ich außer auf luetischer Basis nicht angetroffen.

In der Therapie der Neuralgien spielen die älteren derivatorischen Verfahren (Jodtinktur, Mentholöl, Chloroformöl, Capsicumpflaster, Veratrinsalbe und die Vesikantien) noch immer eine erhebliche und nicht zu unterschätzende Rolle und sind von Lenhartz gelegentlich des 24. Medizinischen Kongresses in Wiesbaden von neuem empfohlen worden; im Grunde wirken sie wie die hyperämisierenden Methoden, die Kataplasmen, lokale Heißluftapplikationen usw. und sollten zu Anfang stets versucht werden. Das gleiche gilt von den Salizylsäureestern, welche unter den Namen des Salit und Spirosal gebrauchsfertig in den Handel gebracht und event. mit Olivenöl verdünnt zur Einreibung empfohlen werden. Jede Kur sollte, wenn angängig, mit Bettruhe und Wärmeanwendung, selbst in der einfachsten Form der trockenen Leinsamensäckchen, begonnen werden.

Die große Zahl der medikamentösen Mittel braucht nicht erst aufgeführt zu werden. Vom Chinin — 3 Abende hintereinander 0,5 — habe ich öfters gute Heilerfolge gesehen, während andere Antineuralgika, besonders Pyramidon und Trigemin in größeren Gaben von 0,5—1 g gegen den Schmerz prompt, wenngleich oft nur vorübergehend, zu nützen pflegten. Windscheid rühmt das Aspirin; manche geben davon große Dosen, bis 6 g p. d. Pilcz rühmt die „wirklich schönen Erfolge" der Neuralgiebehandlung bei der Kombination der Laxiermethode mit der innerlichen Darreichung des von alters her bekannten Akonitin. Er gibt das Akonitin in der Form der Akonitintabletten der Firma Burrough Wellcome & Co., beginnt mit 3 Tabletten pro die und steigert die Dosis bis zum Auftreten von Intoxikationssymptomen, welche sich als Parästhesien in der Zunge, an den Lippen und im Ulnarisgebiet bemerkbar machen.

Steinert bezeichnet die stabile Anodengalvanisation als hervorragend wirksames Verfahren auch in alten Fällen, während die Faradisation bei allen Autoren nur geringen Anklang findet.

Die Massage ist in frischen Fällen allgemein verpönt; ich selbst sah ebenfalls zahlreiche Mißerfolge. Etwas anderes ist es mit der leichten Vibrationsmassage der Schmerzpunkte, welche in nicht ganz frischen Fällen häufig Gutes zu leisten schien; der Übelstand ist nur der, daß viele Masseure diese Art der Massage aus mangelnder anatomischer und technischer Kenntnis nicht gut zur Anwendung zu bringen pflegen. Nach dem gleichen Prinzip hat Cornelius seine Nervenpunktmassage aufgebaut und erzielt damit anscheinend gute Erfolge, wobei dahingestellt bleiben mag, inwieweit seine Hypothese von den multiplen Nervenpunkten dabei eine Rolle spielt. Die Applikation eines ganz schwachen faradischen Stromes auf die Nervenpunkte, welche mir in einigen Fällen zu nützen schien, wirkte möglicherweise ebenfalls nach dem Prinzip der Vibrationsmassage. Die Briegersche Schule tritt bei der

Behandlung der Ischias energisch für die wechselwarme Dusche, kombiniert mit sogenannten Bewegungsbädern, ein; das sind Vollbäder von 38° C, in welchen der Kranke aktive, passive und Widerstandsbewegungen mit dem kranken Bein ausführt. Die Dauer des einzelnen Bades beträgt $\frac{1}{4}$—$\frac{1}{2}$ Stunde; zum Schluß wird auf 25° C abgekühlt. Auch eine leichtere Vibrationsmassage der Schmerzpunkte kann im Bade zweckmäßig vorgenommen werden. Die modernste Therapie, hauptsächlich in ihrer Anwendung bei der Trigeminusneuralgie und der Ischias, aber auch bei anderen peripheren Neuralgien, stellen die Injektionsmethoden dar von physiolog. Kochsalzslösung + Eucain β (Lange) oder von 60 % Alkohol (Schlösser), welche teils in den Nerven, teils um den Nerven, perineural, teils subkutan appliziert werden. Eine ganze Reihe von günstigen Publikationen liegen darüber vor, von Alexander, Bum, Finkelnburg, K. Francke, Hecht, Lange, Opitz, Schlösser, Wiener u. a. Es werden bis 100 ccm auf einmal injiziert. Die Wirksamkeit dieser Injektion wird verschieden beurteilt. Fürstenberg erklärt die Wirkung durch bloße Dehnung des Nerven, da auch einfache Kochsalzinjektionen den gleichen Effekt hatten. Gubb, welcher den gleichen Erfolg bei Ischias mit Luftinjektionen erzielte, stimmt dem bei. Ziemssen nimmt ebenfalls an, daß die Injektionsmethoden zwar schmerzstillend zu wirken vermögen, leugnet indessen, daß eine wirkliche Heilung der Neuralgien damit erzielt werden könne. In ähnlicher Weise spricht sich Windscheid aus. Daß die Alkoholinjektionen in den Nerven nicht ohne Bedenken sind, daß vielmehr Schädigungen des motorischen Anteiles des Nerven, selbst Lähmungen danach beobachtet wurden, ist von Fischler, Alexander, Finkelnburg u. a. hervorgehoben worden. Wenn es auch feststeht, daß die neuralgisch erkrankten Körperteile der Ruhe und Schonung bedürfen, so hat dieses doch nur für die frischen Fälle zu gelten. Alte Neuralgien werden im Gegenteil durch Körperbewegung aller Art unzweifelhaft gefördert; ich verfüge über mehrere Beobachtungen, wo alte Ischiasfälle, auch Brachialneuralgien durch energische, selbst schmerzhaft empfundene Märsche im flachen Gelände oder in den Bergen aufs günstigste beeinflußt wurden; die lebhafte Erregung des Stoffwechsels ist wahrscheinlich das Wirksame dabei. Das gleiche gilt von dem Gebrauch kalter erregender

Seebäder, welche in alten Fällen oftmals überraschend
wirken.

Die Beurteilung aller therapeutischen Maßnahmen,
welcher Art sie immer auch sein mögen, ist bei der Behandlung
der Neuralgien einigermaßen dadurch erschwert, daß, wie ich schon
vorher ausführte, neben den schweren neuralgischen Erkrankungen
auch ganz leichte vorkommen, für welche ein großer therapeutischer Apparat zum mindesten überflüssig erscheint, ja unter
Umständen sogar schädlich wirkt. Denn es erwächst sehr
leicht die Gefahr, daß man sich durch langes Behandeln oftmals
ganz gehörige Neurastheniker heranzieht, was in unserer neur-
asthenieschwangeren Zeit von den Ärzten bei ihrem verant-
wortungsvollen Handeln, auf Schritt und Tritt bedacht werden
sollte.

Also, alle Fälle zu Anfang mit Ruhe, Wärme und möglichst
geringen Mitteln behandeln; den großen therapeutischen Apparat
für die hartnäckigen Fälle!

Die Prophylaxe der Neuralgien fällt zum großen Teil
mit derjenigen der Erkältungszustände zusammen. Vernünftige
und vorsichtige Abhärtungsprozeduren, als deren mildeste und
wirksamste ich die Abhärtung durch Luft bezeichnen möchte
(Schlafen bei offenem Fenster, Ankleiden bei offenem Fenster
zur Sommers- und zur Winterszeit, kalte Abwaschungen, ferner das
eigentliche Luftbad) sind hier am Platz; aber erst, nachdem die
Neuralgien völlig abgelaufen sind.

IV. Trigeminus-Neuralgien.

Trigeminus-Neuralgien wurden 45 gezählt, Zu der Gesamt-
heit der Neuralgien sind sie in 7,8 % vertreten [1].

Ganz überwiegend gehörten sie dem ersten Ast an und
waren häufiger rechtsseitig. Der supraorbitale bzw. frontale
Schmerz hielt fast immer den intermittierenden Typus ein
und erschien mir in dieser Hinsicht bei weitem charakteristischer
als der neuralgische Schmerz der Spinalnerven. Die Kranken
konnten häufig nach der Uhr den Beginn und das Aufhören des

---

[1] Bernhardt hatte unter 685 Neuralgiefällen 18 % Quintusneuralgien, Salomonson unter 1366 Neuralgien 19 % Quintusneuralgien.

Schmerzes angeben; überwiegend fiel der Beginn gleich auf den Morgen oder auf die Mittagszeit; nur bei einem Patienten traten Schmerzanfälle zur Nachtzeit ein. Einige Male strahlten die Schmerzen nach dem Hinterkopf aus, meistens blieben sie indessen lokalisiert. Als Ursachen lagen Erkältungseinflüsse vor, z. B. Fahrt auf See bei windigem Wetter; einmal trat die Erkrankung im Verlauf einer Otitis media auf; einmal bestand Epidydimitis, dreimal war Influenza vorangegangen, in der Mehrzahl der Fälle blieb die Ätiologie dunkel. Abhängigkeit von Obstipation oder Chlorose blieb fraglich. Ungefähr der vierte Teil der Erkrankten gehörte dem kindlichen Alter von 8—15 Jahren an. Die Fälle, bei welchen Zahnerkrankungen die Neuralgie bedingten, wurden nicht mitgezählt.

Die Neuralgien des II. und III. Astes des Trigeminus traten gewöhnlich untereinander oder mit denjenigen des ersten Astes kombiniert auf.

Außer dem charakteristischen infraorbitalen Schmerz nebst Druckpunkt, waren an den Schmerzen besonders Schläfen, Auge und Ohr beteiligt. Die Kranken verlegten den Schmerz häufig in das Ohr und bezeichneten ihn als „Spicken oder Stechen im Ohr"; in denjenigen Fällen, in welchen das Trommelfell einen normalen Befund darbot, schien mir der Schmerz dann dem N. meat. acust. ext. (Ram. membran. tympani) des N. auriculotemporalis des III. Astes anzugehören [1]). Das Auge zeigte häufiger ziliare Injektion (wohl bedingt durch Verbindung des N. ophthalmicus mit dem Ganglion ciliare) und Tränenfluß; der Schläfenschmerz wurde bezeichnet, „als wenn mit Nadeln eingestochen wird".

In diese Kategorie wurde auch der seltene Fall von Herpes der linken oberen Gesichtshälfte gezählt; die Eruption erstreckte sich auf die linke Nasenwurzel, Auge, Stirn, vordere Scheitelgegend; auch wurde über „Spicken" in der linksseitigen Wangenschleimhaut und im linken Ohr geklagt; hier fand sich indessen keine Bläscheneruption. Reizerscheinungen im Facialisgebiet, den Tic douloureux convulsiv, habe ich als Begleiterscheinung der Quintusneuralgie nicht angetroffen.

---

[1]) Salomonson hat die Otalgie oder Neuralgia tympanica wiederholt als Irradiationserscheinung oder als ein Teilsymptom bei den Neuralgien des zweiten Astes angetroffen.

Die Trigeminus-Neuralgien scheinen auch nicht allzuoft auf spinale Nervengebiete überzugreifen; ich notierte nur zweimal das gleichzeitige Auftreten von Neuralgien vom interkostalen Typus; ob der bei dieser Neuralgie bereits erwähnte Hinterkopfschmerz als ausstrahlender Trigeminusschmerz oder als Übergreifen des Schmerzes auf das okzipitale Nervengebiet anzusehen ist, bleibe dahingestellt. Man hat sich hier auch vor Neurasthenie vorzusehn, da der Nacken-Stirnkopfschmerz eine bekannte Klage der Neurastheniker ist.

Migräne konnte in allen Fällen durch das Fehlen von Erbrechen, Augenflimmern sowie von Störungen des Allgemeinbefindens ausgeschlossen werden.

Therapeutisch habe ich in allen Fällen zuerst das Chinin herangezogen und mich von seiner prompten Wirksamkeit fast ausnahmslos überzeugen können; in einem Falle, wo es in Kapseln versagte, wirkte es noch in flüssiger Form. Meistens genügte eine mittlere Dosis von 0,5 Chinin, 3 Tage hintereinander gegeben. Daneben verordnete ich lediglich Wärme, ein warmes Kopftuch, ein Kamillenkissen oder sonst etwas Warmes lokal appliziert. Die Neuralgie war damit in wenigen Tagen erledigt, woraus mir schon hervorzugehen scheint, daß in der Ätiologie dieser Fälle den Erkrankungen der Stirn- oder Nasennebenhöhlen eine ausschlaggebende Rolle gewiß nicht zufällt. Von den auch bei diesen Neuralgien von Schlösser, Patrick, Alexander u. a. empfohlenen Alkoholinjektionen habe ich keinen Gebrauch gemacht.

V. Zervikal-Neuralgien.
(Neuralgia cervico-occipitalis.)

Neuralgien der Zervikal-Nerven wurden 58 mal notiert und machten 10 % der Gesamtzahl der Neuralgien aus. Vorzugsweise waren die Rami anteriores der Zervikal-Nerven befallen. Aber auch auf den Occipit. major und andere Rami posteriores wurden einzelne Krankengeschichten bezogen.

Als Druckpunkte wurden angenommen: 1. für den Occipit. major die Mitte zwischen Proc. mastoid. und den oberen Halswirbeln, an der Linea nuchae sup. 2. für den Occipit. minor:

a) der Proc. mastoid., b) die Gegend zwischen den Ansätzen der Mm. cucullares und sternocleidomast. am Hinterkopf. 3. für den N. Auricul. magnus: a) die Gegend hinter dem Ohr (Ram. post.), b) die Mitte des aufsteigenden Kieferastes (Ram. ant.). 4. für die N. N. supraclaviculares die seitliche untere Partie des Halses, entsprechend der Basis des Dreieckes, welches von den Muskeln Cucullaris und Sternocleidomast. gebildet wird.

In den Krankengeschichten finden sich manch interessante Einzelheiten. Zunächst gilt für diese Neuralgien das, was ich bereits früher von der Häufigkeit der neuralgischen Erkrankungen überhaupt gesagt habe. Sie kommen gewiß unendlich viel zahlreicher vor, als es die ärztliche Statistik feststellt; denn sie treten nicht immer mit sehr stürmischen Erscheinungen auf und verschwinden ebenfalls oftmals ohne jede Behandlung; wenn man nachfragt, hat fast jeder Mensch einmal an „Kopfrheumatismus" gelitten.

Dieses sind auch diejenigen Neuralgien, welche gern mit Infiltraten von Muskel-Insertionen an den Ursprungsteilen der Nackenmuskeln am Kopf (Sternocleido, Trapecius, Splenius) in Verbindung gebracht werden (Nörstrom, Roemheld), in dem Sinne, daß solche infiltrierte Partien auf die darunter gelegenen Nerven einen Druck ausüben sollen. Andere (Heyerdahl) betonen demgegenüber bereits, daß die Infiltrate auch durch Kontraktionen der entsprechenden Muskeln vorgetäuscht werden können.

In diese Kategorie gehören nun zunächst die jeden Arzt interessierenden Fälle von sog. „steifem Genick", „Hexenschuß" — Torticollis rheumat. Ich habe dieser Feststellung meine besondere Aufmerksamkeit gewidmet mit folgendem Resultat: Bei 10 Fällen von Torticollis rheum. waren die Musculi cucullaris nur zweimal druckempfindlich, bei den übrigen 8 Fällen fehlte der Druckschmerz der Muskeln gänzlich; dagegen fanden sich charakteristische Druckpunkte: 1 mal am linken N. occip. minor, 1 mal am rechten N. occip. minor, 1 mal am linken N. occipit. minor und gleichzeitig links am Proc. spinos. III (N. occipit. tertius), 1 mal rechts am Proc. spinos. der oberen Halswirbel, 1 mal beiderseits neben den Dornfortsätzen der oberen Halswirbel, 1 mal am linken N. auricularis magnus, 2 mal an den rechten Supraclavicularnerven.

Trotzdem wurde in allen Fällen der Cucullarmuskel in Spannung angetroffen, nicht, wie ich annehme, weil er entzündlich infiltriert war, sondern weil eine Reflexkontraktion vorlag, infolge des Umstandes nämlich, daß jede, auch die geringste Bewegung den Schmerz am Nerven steigerte und zur Muskel-Kontraktion reizte [1]).

In dieser Beziehung unterscheiden sich die Zervikal-Neuralgien überhaupt von den Trigeminus-Neuralgien, daß bei den ersteren die Schmerzparoxysmen häufiger durch Bewegungen ausgelöst werden, während bei der Trigeminus-Neuralgie mehr spontane Schmerzanfälle hervortreten. Im allgemeinen ist bei rechtss. Zervikal-Neuralgie das Wenden des Kopfes nach rechts, bei linksseitiger Cervikal-Neuralgie das Wenden des Kopfes nach links schmerzhaft.

Die Kranken gaben auf Befragen häufig an, der Nackenschmerz habe sich allmählich herausgebildet, während doch die verbreitete Anschauung dahingeht, sich den Hexenschuß, wie schon der Name besagt, plötzlich entstehend zu denken; in dem einen Falle, in welchem die Affektion doppelseitig auftrat, hatte sich der Nackenschmerz innerhalb 8 Tagen entwickelt, bei einem anderen in einigen Tagen, bei einem dritten in 24 Stunden. Ein Kranker erwachte morgens im Bett mit Nackenneuralgie, er hatte sich „verlegen". Ein anderer wachte in der Nacht über den Nackenschmerz auf. Eine plausible Ätiologie war nirgends zu finden; daß sich ein Mensch während des Schlafes im Bette seine Zervikal-Nerven drücken kann, ist mir aber nicht unwahrscheinlich. Bei einigen der hier angeführten Fälle strahlte der Schmerz in mehrere Zervikal-Nerven, nach Hinterkopf, Schulter, ja selbst bis in den 4. und 5. Finger (N. ulnaris) aus (= Cervico-Brachial-Neuralgie).

Eine Krankengeschichte führe ich in Kürze an:

Fall 1. Eine keineswegs als nervös zu bezeichnende Patientin erkrankt im Anschluß an einen, wie sie angibt, fieberhaften Zustand an Schmerzen in der rechten Nackengegend; sobald sie den Kopf nach rechts herüberwendet, empfindet sie gleichzeitig Stechen im rechten Ohr, auch einen rechtsseitigen „Schluckschmerz", als wenn „der Hals entzündet

---

[1]) Der Darstellung von Salomonson entnehme ich, daß auch Levy und Baudoins auf diesen Spasmus des M. Sternocleidomastoideus aufmerksam gemacht haben.

und voll kleiner Geschwüre wäre". Die Bewegung des Halses ist durch Spannung des Sternocleido gehindert, welcher anscheinend auch etwas empfindlich ist; bei genauerem Abtasten findet sich jedoch der Druckschmerz hauptsächlich an der Spitze des Dreiecks zwischen den Muskeln sternocleido und cucullaris, entsprechend dem Druckpunkt des N. occip. minor. Keine Pharyngitis, kein Ohrbefund. Chinin beseitigt in 3 Tagen den Zustand.

Der „Schluckschmerz" war hier wohl durch die Mitbeteiligung des N. cut. colli zu erklären, welcher die Halsgegend versorgt, der Ohrschmerz durch diejenige des N. Auricularis mag., so daß bei dieser Patientin also 3 der oberen Zervikal-Nerven zum Zustandekommen der Torticollis mitwirkten.

Ein eigenartiges Syndrom kommt durch das gleichzeitige Auftreten von Schmerzen am Ohr und am Kiefergelenk zustande und führt dann leicht zur Annahme, entweder des Rheumatismus im Kiefergelenk oder einer Mittelohrerkrankung. Daß dieses bei meinen Kranken nicht der Fall war, konnte ich schon aus dem schnellen Vorübergehen des jedesmaligen Krankheitszustandes schließen. Auch sonst weisen die einander sehr ähnlichen Krankengeschichten auf die neuralgische Spur, obwohl ich mitunter im Zweifel war, ob diese Spur mehr auf das Gebiet des Trigeminus (N. auriculo-temp.) oder dasjenige der Zervikal-Nerven (N. auriculo-magnus) herüberleitete.

Fall 2. Patient klagt über Schmerz im rechten Kiefergelenk. Kaubewegungen schmerzhaft. Gelenk nicht druckempfindlich. Dagegen Druckpunkt an der Mitte der Kante des Ram. asc. des Unterkiefers — N. auricul. mag. — Trigemin und Wärme. Schnell gut.

Fall 3. Frau, nicht im geringsten nervös. Hat im Dezember bei geöffnetem Fenster geschlafen. Kann morgens den Mund nicht öffnen, wegen Schmerz im linken Kiefergelenk. Das Gelenk weder geschwollen, noch druckempfindlich. Dagegen eindeutiger Druckpunkt in der Mitte des Ram. asc. des Unterkiefers. — Neuralg. N. auricul. ram. ant. — Unter Trigemin und warmem Kopftuch sofort gut.

Fall 4. Frau, nicht nervös, hat seit einigen Tagen Schmerz am rechten Ohr. Kann vor Schmerz den Mund nicht öffnen und essen. Im Gehörgang Cerumen. Flüsterspr. 6 m. Ein Druckpunkt nicht im Gelenk, sondern am aufsteigenden Kieferast hinter dem Ohrläppchen. — Chin. 0,5 das IV; schnell gut.

Fall 5. Herr, welcher schon früher an Occipitalneuralgie gelitten hat, klagt dieses Mal über Nackenschmerz, welcher zum Ohr zieht. „Der Schmerz kommt mit einem Mal angeflogen und ist dann wieder weg, Schlafen ganz ausgeschlossen." — Erhält Trigemin und Veronal. Schnell in Ordnung.

In den kurz skizzierten Krankengeschichten, welche ich um einige vermehren könnte, zeigt sich der N. auricul. mag. auffällig häufig beteiligt, und zwar in seinen Beziehungen zu Schmerzen im Nacken, in der Kiefergelenksgegend und im oder am Ohr.

In der Mehrzahl pflegen die Zervikal-Neuralgien das Hinterhaupt zu befallen (Occipital-Neuralgie), oder die Schmerzen ziehen über den Scheitel nach der Stirn zu, ohne daß die Unterscheidung von Supraorbit.- und Occipital-Neuralgie, wenn Druckpunkte fehlen, immer zu machen sein wird; oder die Schmerzen strahlen nach der Schulter [1]), aus oder sie ziehen vom Nacken in den Oberarm bis zum Ellenbogen abwärts (2 Fälle), wobei man dann von Cervico-Brachial-Neuralgien sprechen kann.

Auch das gleichzeitige Auftreten von Zervikal-Interkostal- und Fuß-Neuralgien habe ich bei einem Kinde notiert, welches an den mannigfachsten Neuralgien zu erkranken pflegte.

Die Ätiologie der Zervikal-Neuralgien blieb meistens im unklaren. Abkühlungen, Erkältungen, vorangegangene fieberhafte Zustände, Influenza, die Menses, Infektionen, z. B. ein Tonsillarabszeß habe ich notiert. Als Trauma kann man wohl auch das „Verliegen" des Kopfes während des Schlafes ansehen.

Bis auf vereinzelte Ausnahmen verliefen auch diese Neuralgien in wenigen Tagen. Auch äußerliche Mittel wie Äthylchlorid, Jodanstrich, Pflaster usw. schlugen an.

Bezüglich der Diagnose durch Aufsuchen von Nervenpunkten ist Vorsicht geboten. Bekanntlich kann man bei einer gewissen Druck-Intensität auch beim Gesunden Schmerz in der Gegend des aufsteigenden Unterkieferastes unmittelbar hinter dem Ohr hervorrufen, und der alte Handgriff, Personen aus der Chloroformnarkose durch kräftigen Daumendruck gegen den aufsteigenden Unterkieferast zu erwecken, beruht auf der Nervenempfindlichkeit dieser Stelle [2]). Hier ist wie in allen zweifelhaften Fällen der Vergleich mit der gesunden Seite ausschlaggebend.

---

[1]) In einem solchen Falle handelte es sich einmal um einen ganz zirkumskripten Druckpunkt neben der Vertebra prominens, entsprechend dem VII. Zervikalnerven.

[2]) Signorelli hat den retromandibularen Druckpunkt zum Nachweis der Hyperalgesie als ein Frühsymptom der Meningitis beschrieben.

VI. Neuralgien des Plexus brachialis.

Die Neuralgien des Plexus brachialis sind auch klinisch nicht leicht in ein einheitliches Bild zu fassen. Die Lehrbücher, welche ich daraufhin durchmustert habe (Oppenheim, Steinert, Strümpell), bezeichnen diese Neuralgien als selten, sogar als sehr selten und fassen neuralgische Armschmerzen im allgemeinen teils als Psychalgien, teils als Beschäftigungsneurosen, teils auch als arteriosklerotische Irradiationen auf; außerdem weisen alle, zuletzt Goldscheider in einer besonderen Arbeit [1] auf die Abhängigkeit der Brachialgien von krankhaften Veränderungen des Schultergelenks hin. Er läßt es dabei dahingestellt, ob in diesen Fällen außer den irradierten Gelenksschmerzen nicht auch „neuritische, myositische, echt rheumatisch-neuralgische, myalgische Komplikationen vorkommen" und erklärt dann weiterhin, daß unter den von ihm beobachteten Fällen keiner gewesen wäre, bei welchem die Annahme einer echten Neuritis begründet gewesen wäre, wohl aber solche, bei denen es nicht zu entscheiden war, ob wirkliche Neuralgie oder irradierte Hyperalgesie vorlag.

Das Thema wird noch weiter dadurch kompliziert, daß schon viele Jahre früher die Chirurgen auf eine besondere Form der Schleimbeutelerkrankung am Schultergelenk hingewiesen haben, welche ebenfalls mit sehr lebhaften Nervenschmerzen am Arm einherging, einer Erkrankung, die zuerst von Duplay unter dem Namen der Periarthritis humeroscapularis beschrieben wurde. Bei den Chirurgen, welche diese Erkrankung weiterhin unter dem Namen der Bursitis subdeltoidea, subacromialis oder subcoracoida abhandeln — Küster, Colley, O. Ehrhardt — ist niemals von einer Omarthritis im Sinne Goldscheiders die Rede, und Goldscheider erwähnt wiederum nicht die Bursitis des Schultergelenks; und doch stimmen diese beiden Autorengruppen der Chirurgen und der Internen fast wörtlich in ihrer Schilderung der neuralgischen bzw. neuralgiformen Schmerzen am Arm überein: das Ausstrahlen der Schmerzen

---

[1] „Über Omarthritis mit Brachialneuralgie". Therap. Monatshefte 1909.

den Arm abwärts bis in die Fingerspitzen, die unerträgliche Steigerung der Schmerzen zur Nachtzeit, die Behinderung in der Elevation des Armes. Auch betonen beide Autorengruppen die Druckempfindlichkeit der vorderen Schultergelenksgegend, obwohl sie,
wie ich vorweg bemerken möchte, in einigen Punkten differieren.
Küster und Colley nämlich legen auf die Schwellung des Schleimbeutels das Hauptgewicht, welche sich nach Küster an der
Vorderseite des Gelenkes findet und oftmals wenig ausgesprochen
ist [1]); gegenüber der Gelenksentzündung heben sie ferner hervor,
daß bei der Bursitis sagittale Pendelbewegungen des Armes sowie
Rotationen um die Längsachse möglich sind, daß auch „ein Stoß
mit dem Oberarmkopf gegen die Cavitas glenoidalis nicht den
geringsten Eindruck mache", daß im wesentlichen nur die Abduktion des Armes gehindert sei. Goldscheider dagegen verlegt
den vorderen Schulterdruckpunkt bei seiner die Brachialgie
hervorrufenden Omarthritis in die Gegend des Sulcus intertubercularis, also viel weiter nach außen, hat die Abduktion des
Armes wie Küster, daneben aber noch „die Drehung des Oberarmes um seine eigene Achse (bei gebeugt gehaltenen Ellenbogen)"
schmerzhaft gefunden; häufig hat er daneben Atrophie des Deltamuskels angetroffen, während er eine Schwellung der Gelenksgegend nicht erwähnt. Um es zusammenzufassen, ist die Abhängigkeit der Brachialgien von entzündlichen Affektionen der
Schultergelenksgegend von zwei verschiedenen Lagern aus behandelt worden, von welchen die einen auf den Schleimbeutel,
die anderen auf das Gelenk selbst das Hauptgewicht legen. wozu
ich noch Äußerungen von Stieda aus der Königsberger Klinik [2])

----

[1]) Denn Küster sagt darüber: „An der Schulter ist von vorn oftmals nichts zu sehen; stellt man sich aber hinter den sitzenden Kranken,
so bemerkt man fast stets an der Vorderseite des Arms eine rundliche
Erhebung. Diese Stelle ist auf Druck außerordentlich empfindlich; dagegen
weder der seitliche Teil der Gelenkgegend unter dem Akromion, noch der
hintere Umfang pflegt im geringsten schmerzhaft zu sein."

[2]) Die Königsberger Chirurgische Poliklinik sieht im Jahr etwa
8 Fälle von Schultergelenksbursitis; in einem Falle hat Lexer gichtische
Ablagerungen in der Bursa angetroffen (Diskussion zum Vortrag Stieda.
D. M. W. 08, S. 211). Der Allgemeinpraktiker sieht die Schultergelenksbursitis eher noch häufiger als der Kliniker. Daß man aber mit diesem
Krankheitsbild noch nicht genügend vertraut ist ersehe ich neuerdings wieder aus der Verhandlg. der Berliner med. Gesellschaft vom

ganz im Sinne seiner chirurgischen Vorgänger anführen möchte.

Ich habe diese Daten der Besprechung meiner Krankengeschichten vorangestellt, weil ich selbst die Armneuralgien ebenfalls in überwiegender Mehrzahl in dem Zusammenhang mit der Schultergelenksgegend zu Gesicht bekam; ich will zunächst nicht sagen mit Entzündungen des Schultergelenks, sondern ganz allgemein in Verbindung mit Schmerzen in der vorderen Schultergelenksgegend. Das waren 33 Fälle von im ganzen 91 brachialen Neuralgien meiner Zusammenstellung, also etwa ein Drittel derselben. Diese 33 Fälle werde ich unter dem Begriff der typischen Brachialneuralgie zusammenfassen und alsbald darauf zurückkommen.

Zunächst will ich indessen eine andere Fragestellung tun. Wenn es echte Stamm-Neuralgien der Armnerven gibt, so müßte man solche rein, etwa nach dem Beispiele der Interkostalneuralgie, möglichst in der Peripherie anzutreffen suchen, an Stellen, wo sich die einzelnen Nerven des Plexus brachialis bereits mehr differenziert haben. Ich habe deshalb nach lokal begrenzten, peripheren Neuralgien geforscht und kann solche, wie ich glaube, überzeugend durch die folgenden kurz skizzierten Krankengeschichten nachweisen, welche gewohnte Bilder der alltäglichen Praxis wiedergeben.

Fall 1. Frau (im Mai) hat „seit Weihnachten" Schmerzen im rechten Daumen. Keine Kraft; wie abgestorben; mitunter auch „Stechen" darin. Spreizen des Daumens und Daumenschluß erschwert. — Keine Schwellung; kein muskulärer Druckschmerz; dagegen an der „Daumenmaus" (volarwärts) ein Druckpunkt, welcher dem Daumennerven des N. medianus entspricht.

Fall 2. Junger Leutnant. Kann mit dem rechten Daumen nicht fassen, es fehlt die Kraft; öfters „Stechen". — Gelenke des Daumens frei, keine Schwellung; lediglich Druckempfindlichkeit an der Kante des Daumens, entsprechend dem Nervus radialis (ramus superficialis).

Fall 3. Frau, klagte gestern über „Spicken" im linken Daumen, heute über das gleiche im rechten Daumen; hat vor 8 Tagen Gardinen ohne besondere Muskelanspannung, aber mit viel kaltem Wasser gewaschen. — Bewegung des rechten Daumens erschwert, obwohl alle drei Daumengelenke frei sind; kann den Daumen nicht zur Faust einschlagen.

---

22. Februar 1911 (ref. in med. Klinik 1911 N. 10), wo Immelmann Fälle von Schultergelenksbursitis bespricht und in der Diskussion der typische Hinweis gemacht wird, daß die Ärzte hier meist fälschlich Brachialneuralgie diagnostizieren.

Der Muskelbauch des Daumenballens nicht druckschmerzhaft; Sensibilität weder gesteigert noch herabgesetzt. Lediglich eindeutiger zirkumskripter Druckpunkt gegen die radiale Kante des Metacarpus I vom Ballenmuskel aus, wobei Patientin regelmäßig angibt, daß es „bis hier" (bezeichnet die radiale Kante des Vorderarms oberhalb des Handgelenks) „durchspickt". Also ebenfalls Nervus radialis (ramus superficialis).

Diese Fälle gingen bei Warmhalten (Wollhandschuhe zur Nacht) und noch etwas Chinin schnell vorüber.

Fall 4. Frau 34 Jahre alt; ist morgens mit „Kribbeln und Brennen" in der linken Hand aufgewacht, welche sie nicht schließen kann, „wie vertotet"; gegenwärtig noch Gefühl der Spannung und Brennen in der Vola, im Bereich der Metacarp. IV und V. — Kleinfingerballen und der ulnare Abschnitt der Vola leicht geschwellt, ödematisiert; ein einziger Schmerzpunkt findet sich auf Druck gegen die Mitte des Metacarpus IV von der Vola her: Neuralgie des Nervus ulnaris ram. volaris mit vasomotorisch-neurotischer Schwellung der Handfläche. In wenigen Tagen ohne jedes Dazutun geheilt!

Fall 5. Herr, zu Erkältungsneuralgien disponiert, klagt im Dezember über einen ab und zu äußerst schmerzhaften Punkt an der linken Hand, welcher sich auf dem Handrücken an dem Schnittpunkt der Metacarpuslinien I und II in der Gegend des Handgelenks befindet. — Hier lebhafter Druckpunkt und dabei ein stechender Schmerz, welcher gleichzeitig zwischen II. und III. Fingerknöchel gefühlt wird: also gewissermaßen eine anatomische Illustration zur Neuralgie des Nerv. radialis, ram. superficialis.

Fall 6. Postunterbeamter, hat seit Monaten Schmerz im rechten Unterarm; er bezeichnet den Condylus ext. als den Sitz des Schmerzes, welcher auf der Streckseite bis abwärts nach dem Mittelfinger sich hinziehe; es sei ein „Stechen", besonders bei Bewegungen, Heben, Faustmachen. — Kein anderer Befund zu erheben, als ein Druckpunkt genau am Condyl. ext. und ein wenig distalwärts an der radialen Kante des Unterarms. Diagnose: Neuralgie N. cutan. antibrachii dorsalis (N. radialis) — **Epicondylagie?**

Noch bei drei weiteren Fällen, bei welchen der Schmerz hauptsächlich an den Condyl. ext. verlegt wurde, glaubte ich es mit einer isolierten Neuralgie der oberflächlichen Äste des Radialis zu tun zu haben. Wir sahen hier also an und für sich leichte, Schmerz-Affektionen der oberflächlichen Nervenäste wohl durchweg durch lokale Abkühlungen entstehen, denen die Hände und Unterarme naturgemäß leicht ausgesetzt sind.

Aber je weiter man den Arm aufwärts verfolgt, um so schwieriger wird die Aufgabe, eine lokale Diagnose zu stellen; die Schmerzen fügen sich nicht mehr der anatomischen Richtung eines einzigen Nerven ein, und man ist häufiger genötigt, zu den beliebten Begriffen des Überspringens des Schmerzes auf benachbarte Nerven oder dem des Ausstrahlens des Schmerzes in bestimmte Richtungen seine Zuflucht zu nehmen, oder auch auf die nach Salomonson gerade am Arm häufig anzutreffenden radikulären Neuralgien zu fahnden. 15 meiner Krankengeschichten rechne ich zu dieser Gruppe; 4 davon beziehen sich auf den Ulnaris, welcher noch am leichtesten zu lokalisieren ist, 3 auf den Axillaris, 3 auf den Medianus, 2 auf den Radialis; die übrigen waren mehr oder weniger kombiniert. Als Beispiele wähle ich Fälle, denen eine traumatische Ätiologie zugrunde lag; denn hier wies die Lokalisation des Traumas schon mit einiger Wahrscheinlichkeit auf die Lokalisation des Nerven hin.

Fall 7. Frau E., typische Radiusfraktur; mit Lexerschem Wickelverband behandelt; nach drei Wochen entlassen. Erst 5 Wochen später treten sehr lebhafte Schmerzen längs der Kleinfingerkante der Hand auf, welche mitunter bis zum Condyl. int. ausstrahlen und nachts am stärksten sind. Diagnose: traumatische Ulnarisneuralgie. Als Trauma käme in Betracht: das gleiche Trauma, welches die Fraktur bewirkte, oder der Druck durch den Verband, oder der Druck durch die forcierte Abduktionsstellung.

Fall 8. Frau Th.; genau der gleiche Fall wie der vorige; die Radiusfraktur war am 15 März erfolgt; es war kurze Zeit eine dorsale Gipsschiene getragen worden; der Schmerz setzte erst am 2. Mai ein, zog längs der ulnaren Kante des Unterarms bis zur Schulter (nicht in die Finger!), konnte durch Dorsalflexion der Hand verstärkt werden; ein Druckpunkt am proc. styloid. ulnae volarwärts. Diagnose: Traumatische Ulnarisneuralgie.

Fall 9 stellt eine interessante Beobachtung dar, obwohl deren Deutung im einzelnen nicht ganz einwandfrei ist: Ältere, noch ganz rüstige Dame, ca. 60 Jahre, ist vor 10 Wochen beim Sortieren von Obst, wo sie sich in hockender Stellung befand, nach links umgekippt und dabei mit dem Oberarm gegen eine Kiste gefallen; sie hat die Sache zunächst nicht weiter beachtet, erst allmählich stellte sich heraus, daß sie den linken Arm nicht heben und nach hinten führen konnte; auch empfand sie besonders des Nachts sehr lebhafte Schmerzen im Arm, welche nach dem dritten Finger ausstrahlten. Ein Chirurg nahm eine Röntgenuntersuchung vor und — „lachte". Befund: der linke M. deltoid. leicht atrophisch; Abduktion erschwert, weil schmerzhaft; ist auch passiv nicht bis zur Horizontalen zu bringen; keine Reibegeräusche im Gelenk: keine Schwellung, kein anderer Druckpunkt an der Schulter. Dagegen besteht an der hinteren Grenze des M. deltoideus, da wo er dem Caput longum des Triceps anliegt, also am hinteren Schulterabschnitt ein erheblicher zirkumskripter Druckschmerz, entsprechend dem Austritt des N. axillaris. Diagnose: Traumatische Neuralgie des Nerv. axillaris mit konsekutiver leichter

Anchylose des Schultergelenks.　Zugunsten einer wirklichen Neuralgie, nicht einer bloßen Brachialgie, sprach in diesem Falle das späte Einsetzen des Schmerzes, die nächtlichen Exazerbationen, das Ausstrahlen des Schmerzes längs der Nervenbahn (Axillaris — Nerv. cut. brachii lateralis?), wobei man freilich ein gleichzeitiges Überspringen in das Medianusgebiet (Mittelfinger) annehmen muß (etwa C_5—C_7), endlich der Verlauf, welcher sich ohne besonderes Dazutun (hauptsächlich nur Wärme und einige Warmbäder) sehr günstig gestaltete und mit vollkommener Beweglichkeit des Schultergelenks endigte.　Für eine Neuritis konnte die geringe Atrophie des M. deltoideus allein nicht verwertet werden (wohl Inaktivitätsatrophie). Auch die traumatische Ätiologie erscheint mir einleuchtend, während die Annahme einer anderen Ätiologie, z. B. der Arteriosklerose, bloß auf die 60 Jahre der Patientin hin oder der Hysterie, wofür doch sonst auch nichts sprach, gekünstelt erscheinen würde.

　　　Fall 10.　Frau; hat an zugigem Arbeitsplatz gesessen, fühlt seit Wochen rechtsseitigen Schulter-Ellenbogenschmerz, welcher in die mittleren Fingerspitzen ausstrahlt; Nachtschlaf erheblich gestört; auch bei bestimmten Bewegungen, z. B. bei Handschluß stärkere Schmerzen; der Arm erscheint mitunter schwer; kann ihn dann schlecht heben; im übrigen ist das Leiden wechselvoll. — Ein Druckpunkt hauptsächlich in der Mitte des Unterarmes an der Beugeseite. — Diagnose: Neuralgie des Nerv. medianus.

Aus den letzteren Krankengeschichten geht unter anderem hervor, daß auch Schmerzen im Arm, welche in der Peripherie ihren Ursprung haben, zugleich an der Schulter empfunden werden können; ferner daß sie dann auch Behinderungen in der Funktion des Schultergelenks zur Folge haben können, ohne daß am Schultergelenk selbst oder auch sonst an der Schultergegend etwas Krankhaftes nachweisbar wäre. Daraus folgere ich, daß auch die typischen Brachialneuralgien, die eigentlichen Schulter-Armschmerzen, zu deren Besprechung ich jetzt komme, durchaus nicht auf eine Affektion des Schultergelenks bezogen werden müssen, sondern daß sie auch dahin projiziert sein können. Es kann, so nehme ich an, ebensogut eine Neuralgie irgendeines Armnerven zum Schmerz und zur Funktionsbehinderung im Schultergelenk durch den Schmerz führen, wie jede Affektion dieses Gelenkes selbst auch umgekehrt, in ihrer Eigenschaft als Trauma die verschiedensten Armnerven neuralgisch erregen kann. Zwischen beiden Teilen findet ein reziprokes Veältnis statt.

Die **typischen Brachial-Neuralgien** sind ein im ganzen ziemlich verbreitetes Leiden, dessen Erkennung nicht schwierig ist, aber einiger Erfahrungen bedarf. Die Symptomatologie entspricht fast genau derjenigen der Bursitis: Schulter-Armschmerz, oftmals ohne nähere Lokalisation, nächtliche Exazerbationen, vorhandene oder nicht vorhandene Schwellung vorn am Schultergelenk, Behinderung der Armbewegung, hauptsächlich in der Richtung der Abduktion und Rückwärtsführung, häufig ein vorderer Schulterdruckpunkt. Meistens wird die Krankheit unter dem Begriff Schulterrheumatismus oder Armrheumatismus geführt, was auch nicht unrichtig ist, insofern als die Ätiologie der Brachialneuralgien häufig auf Erkältungen hinweist und sich mit rheumatischen Affektionen anderer Art verbindet. Ich selbst habe die vielfachen Klagen der daran leidenden Patienten erst verstehen gelernt, als ich selbst an einer solchen Neuralgie erkrankte. Die Beschwerden sind tatsächlich sehr erhebliche.

Bei mir setzte der Schmerz an einem kalten Wintertage, am 1. Januar ganz ohne Vorboten wie ein Hexenschuß ein, als ich mich mittags zu Tisch setzte; ich konnte mit einem Mal vor Schmerzen den rechten Arm kaum heben, vor allem nicht nach hinten führen und wurde in der Folge in allen meinen Hantierungen durch den Schmerz den ganzen Winter über aufs empfindlichste gestört. Dabei steigerten sich die Schmerzen jede Nacht außerordentlich; ich erwachte dann mit sehr heftigem Armschmerz, vermochte den „vertoteten" Arm nur mit Hilfe des linken zu dirigieren, verließ fast jede Nacht das Bett, um eine Weile im Stuhl zu sitzen, was den Schmerz etwas zum Nachlassen brachte; schließlich probierte ich Tag und Nacht, was es nur gibt an Medikamenten, durch, und wandte mich, gewiß zu meinem Nachteil zu früh, den verschiedensten mechanischen Behandlungsmethoden (Massage, Heißluftkästen, Faradisation usw.) zu, mit dem Resultat, daß zwar im Sommer ein Nachlassen der Beschwerden eintrat, ich aber trotzdem eine Bäderbehandlung in Wildbad gebrauchte, wo ich durch Bädergebrauch in Verbindung mit schwacher Anodengalvanisation fast vollständig wiederhergestellt wurde; indessen konnte ich auch zu Anfang des darauffolgenden Winters weder den rechten Arm „unter den Kopf legen", noch auch gewisse erschütternde Bewegungen des Armes (Stoßen, Fechten, Steinwerfen) ausführen; auch hatte ich noch öfters ein ganz unmotiviertes Stechen („Spicken") in den Fingern, wenn ich z. B. etwas Kaltes, etwa eine Türklinke anfaßte. Es bestand vorn am Schultergelenk ein Druckpunkt, ebenso auch hinten an der Schulter ein solcher. Die Kollegen, die ich konsultierte, hielten das Leiden für eine Neuralgie; ob sie mich nebenbei für hysterisch hielten, vermag ich nicht anzugeben; gesagt haben sie es nicht.

Dieses ist mehr oder weniger die Leidensgeschichte aller Patienten, welche an Brachialneuralgie leiden; in den Lehrbüchern, auch in der Goldscheiderschen Arbeit, sind alle die aufgezählten Symptome vollständig wiedergegeben. Was noch nachdrücklicher hervorgehoben zu werden verdient, das ist, glaube ich, der Umstand, daß die Kranken am empfindlichsten in der Rückwärtsführung des Armes behindert sind, wofür ich eine Erklärung weiter unten zu geben versuche. Ferner pflegen manche dieser Kranken ihren Schmerz vorzugsweise am Deltamuskel zu lokalisieren, wie in diesem Beispiel:

Pat., welche schon zuvor an Neuralgien gelitten hat, in der Menopause, hat Wallungen und Schweißausbrüche und glaubt dadurch Erkältungen leichter ausgesetzt gewesen zu sein, als deren Folge sie jetzt Rheumatismus in der Schulter habe. Sie bezeichnet den linken Deltamuskel als Sitz des Schmerzes; Schmerz zieht in den IV. und V. Finger (N. ulnar.); könne vor Schmerz mitunter nicht schlafen. — Arm wird schlecht abduzirt und rückwärtsgeführt. Deltamuskel beim Zusammendrücken unempfindlich; aber hier und da ist bei radiärem Fingerdruck von außen eine zirkumskripte Druckempfindlichkeit nachzuweisen. Hauptdruckpunkt vorn an der Schulter, medianwärts vom Proc. coracoideus; keine Bursaschwellung; keine Sensibilitätsstörung! Diagnose: Brachial-Neuralgie (N. cut. brach medial.; N. axillaris, N. ulnaris = C_6—C_8?)

Hinsichtlich der Dauer der Krankheit und der Heftigkeit der Symptome gibt es aber doch bemerkenswerte Unterschiede. Manche bekommen fortlaufend Rezidive und werden die Krankheit ihr Lebenlang nicht ganz los. Bei anderen geht die Krankheit in wenigen Tagen vorüber.

Sehr lehrreich war mir der Fall eines 90 jährigen Greises, an welchem vor mir schon andere Ärzte vergeblich kuriert hatten. Es war ein lebensfroher und sonst gesunder Mensch, der noch an seinem 90. Geburtstag seine Kegelkugel schob; aber er bekam dann und wann (vielleicht gerade wegen des Kegelschiebens, von welchem er wie von einem Stück seines Lebens nicht lassen wollte) Armneuralgien mit sehr heftigen nächtlichen Schmerzen und der charakteristischen Armbehinderung, obwohl er im ganzen durch antineuralgische Mittel usw. schnelle Besserung erzielte. Hier an senile Schmerzen zu denken, lag nahe, wenn mir der alte Herr nicht erzählt hätte, daß er an den gleichen Schmerzen schon zu einer Zeit gelitten hatte, als er noch als junger Kaufmann von Hamburg nach Bremen im Postwagen zu reisen pflegte, wobei er dann seinen Arm wegen der Erschütterung des Wagens „hoch halten" mußte.

Ein junges Mädchen meiner Praxis vervollständigt gewissermaßen diese Krankengeschichte; denn sie leidet angeblich seit ihrem 5. Lebensjahre abwechselnd an rechts- und linksseitigen, mitunter auch beiderseitigen Armschmerzen, welche bis in den kleinen Finger, anderseits bis in den Nacken ausstrahlen, mit sehr störenden nächtlichen Exazerbationen, auch Tagesparoxysmen, Ermüdigungsgefühl im Arm und ebenfalls Druckpunkten an der Schulter und zwar mehr am M. deltoideus. Gegenüber anderen zahlreichen Behandlungsmethoden hat ihr Chinin immer schnell aber nur vorübergehend genützt. Man würde dem sehr tüchtigen und vernünftigen Mädchen, welches von ihrem Leiden gar kein Aufhebens macht, Unrecht tun, wenn man sie für hysterisch hielte. Beide Kranken besaßen das, was ich oben als neuralgische Disposition bezeichnet habe.

Anderseits verfüge ich über Krankengeschichten, in welchen die eigentlichen Schmerzattacken sich auf wenige Tage oder Nächte beschränkten, und wo die Kranken sich nur 1—2 Wochen in ärztlicher Behandlung befanden. Aber auch von solchen Kranken hörte man doch häufig, daß sie schon früher die gleichen Armschmerzen gehabt hätten. Ich selbst verzeichnete 4 Jahre nach meiner ersten Erkrankung ein Rezidiv (oder Neuerkrankung?), welches milde auftrat und in 3 Tagen vorüber war. Es gibt also sicherlich auch ganz leichte Erkrankungen dieser Art, welche entweder überhaupt nicht zur Kenntnis des Arztes gelangen, da der Kranke mit seinem Aspirinpulver auch so Bescheid weiß, oder welche wegen ihrer Unbedeutendheit von dem Arzt nicht weiter registriert werden.

Die Schmerzen bei der typischen Brachial-Neuralgie werden häufig an der Schulter, mitunter am Deltamuskel empfunden und strahlen bald nach dem Ellenbogen, bald weiter abwärts bis in die einzelnen Finger aus. Der Schmerz ist aber meist ein diffuser, und es gelingt nicht, denselben auf bestimmte Nervenbahnen zu lokalisieren; denn in den meisten Fällen sind eben zahlreiche Nervenbahnen beteiligt. Auch die Diagnose nach segmentären Gesichtspunkten läßt oftmals im Stich und man gelangt auf der Suche nach einer lokalen Diagnose leicht zu Tüfteleien, welche ganz wertlos sind. Zu meinem Trost ist es anderen Autoren auch nicht besser ergangen.

Ist somit eine topische Diagnose der an dem neuralgischen Schmerz beteiligten Nerven wohl nur ausnahmsweise möglich, so steht andererseits ein Symptom durchaus im Vordergrund des diagnostischen Interesses, das ist die Druckempfindlichkeit der Schultergegend. Ich fand bei meinen 33 Fällen den Druckpunkt vorn am Schultergelenk 23 mal, vorn am Gelenk und hinten an der Schulter 2 mal, vorn an der Schulter, aber mehr medialwärts vom Gelenk, etwa in der Gegend der nach oben verlängerten Achselfalte 1 mal, mehr lateralwärts außen am

Akromion 2 mal; ich vermißte jeden Druckpunkt an der Schulter
3 mal.   Außer an der Schulter waren Druckpunkte noch vorhanden: Am N. ulnaris 1 mal; hinterer thorakaler Druckpunkt
1 mal; zervikaler Druckpunkt und N. axillaris 1 mal; zervikaler
Druckpunkt und N. ulnaris am Oberarm 1 mal; zervikaler und
interkostaler Druckpunkt 1 mal; N. cut. brachii med. 2 mal;
N. radialis 2 mal; es waren also in einem Drittel meiner Fälle
außer dem Schulterdruckpunkt noch Nervendruckpunkte vorhanden.

Es entsteht nun die Frage, was man sich unter dem Druckschmerz vorn an der Schulter vorzustellen hat. Ist es nicht das
Gelenk oder ein Schleimbeutel des Gelenks, was ist es dann?
Wenn die großen Nervenstämme ihren Weg zum Arm statt in
der Achsel, vorn an der Schulter vorbeinähmen oder wenigstens
erheblichere Zweige dahin abgeben würden, so gäbe es keine
diagnostische Schwierigkeit.   Da hier aber die Nerven fehlen,
welche man zu seiner Diagnose braucht, so kommt man naturgemäß immer wieder auf das Schultergelenk und auf die Annahme
von entzündlichen Erscheinungen dieses Gelenks bzw. der hier
gelegenen Bursae zurück.

Nun verfüge ich aber über eine Beobachtung, bei welcher eine
Brachialneuralgie bestand mit charakteristischem vorderen
Schulterdruckpunkt, und doch mit Sicherheit die Beteiligung des
Gelenkes ausgeschlossen werden konnte, weil es eben kein Gelenk
gab; bei dem betreffenden Patienten war vor mehreren Jahren infolge einer komplizierten Oberarmfraktur die Exarticulatio capitis
humeri dext. mit Resektion ausgeführt worden. Dieser Patient
bekam, während er an klinisch zweifelhaftem, aber durch den Widal
erhärteten Typhus erkrankt war, lebhafte rechtsseitige Armschmerzen, welche von der Schulter nach dem Vorderarm und dem
Daumen zu ausstrahlten; es bestand auch Kribbeln, Unfähigkeit
den Arm zu heben (was Patient nach der Operation durch Übung
in vollkommenster Weise gelernt hatte), kurz, die typischen Erscheinungen einer Brachialneuralgie. Bei diesem Patienten bestand nun ebenfalls ein vorderer Schulterdruckpunkt an der
typischen Stelle in der Gegend des Proc. coracoideus, und nach
der anatomischen Lage konnte hier kein anderer Nerv in Betracht
kommen als der N. cut. brachii medialis. Dieser Nerv durch-
bohrt mit mehreren Ästchen die verhältnismäßig starke Oberarm-

fascie nach innen vom Schultergelenk, ist schon dadurch für Reizwirkungen leichter zugänglich und wird überdies bei jenen Bewegungen des Oberarms, welche bei der Brachialneuralgie besonders
schmerzhaft sind, also der Abduktion und Rückwärtsführung,
in hohem Maße gezerrt. Auf gerade diesen Nerven hat aber schon
Küster in seiner Publikation über die Bursa subacromialis hingewiesen, indem er über den irradiierenden Schmerz im Gebiet
des N. cut. brachii internus „von der Mitte der Innenseite des
Oberarms bis zum Ellenbogen“ sagt: „Dieser Schmerz ist geradezu
typisch für die Bursa subacromialis, obwohl er ohne unmittelbare
Beziehung zum Schleimbeutel steht.

Wäre somit durch die Annahme, daß die Druckschmerzhaftigkeit an der Schulter, und zwar an der Gegend des Proc.
coracoideus [1]) oder besser der Gegend ein wenig unterhalb und
medialwärts vom Proc. coracoideus, dem Nerv. cut. brachii med.
angehöre, ein Teil meiner Fälle als Neuralgien dieses Nerven
charakterisiert, so bliebe doch immer noch die Schwellung in
der Gelenksgegend zu erklären, wie solche zwar nicht regelmäßig, aber in einem Teil meiner Fälle zutage trat.

Zum weiteren Verständnis seien die folgenden Krankengeschichten vorangeschickt:

Fall 11. 12 jähriger Knabe. Leichtes Fieber (38,3) und akut ein-
setzender Schmerz in der linken Schulter — die vordere Gelenkgegend
gering angeschwollen. Bewegungen im Schultergelenk aktiv und passiv
unmöglich; unerhebliche Druckempfindlichkeit vorn am Gelenk;
dagegen lebhafte Druckpunkte: 1. am Plex. cervical.; 2. in der Axilla;
3. in der Bicepsfurche des Oberarms. Geringe Fieberbewegung (38,3;
37,4—37,5; 37,4—37,8; 37,1—37,6; 36,7); im ganzen 4 Tage. Patient
hat gestörte Nächte; er stützt den linken Arm mit Zuhilfenahme des rechten
oder hängt ihn in die Mitella; der Kopf wird steif nach rechts herüber
gehalten; am fünften Tage, nach Aspirin und Wärmeapplikation voll-
ständiger Umschwung. Druckempfindlichkeit nur noch am Plexus cervical.
Zwei Tage später überhaupt nichts mehr.

Fall 12. 44 jähriger Patient. — Bei allgemeinen Erkältungserscheinungen (22. XI.) „reißt“ der Arm von Schulter bis Ellenbogen. „Es
spickt“; kann den Arm nicht nach hinten bringen. — Hervorwölbung
an der vorderen Schultergegend eindeutig; daselbst Schmerzdruckpunkt; wenn man gegendrückt, sagt er: „das spickt jetzt bis hier“
(bezeichnet den Condyl. int. hum. mit „hier“). Kein weiterer Befund.
Jodpinseln und Antineuralgica. Am 5. XII. gesund.

---

[1]) Goldscheiders vorderer Schulterdruckpunkt bei Omarthritis ist
die Gegend des Sulcus intertubercularis.

Fall 13.   60jähriges Fräulein mit alter rheumatischer Omarthritis, bekommt allmählich Schmerzen beim Gebrauch des Arms, welche sich (18. X.) plötzlich zur Unerträglichkeit steigern und bis in die Fingerspitzen ausstrahlen. — Schwellung und typischer Druckpunkt vorn am Gelenke.   30. X. Schwellung rückgängig; bereits im Februar die Beschwerden gehoben; relative Anchylose des Schultergelenks fortbestehend, aber keine Schmerzen mehr.

Fall 14.   Patient mit charakteristischen Klagen und eindeutiger Schwellung vorn an der Schulter; chirurgische Klinik: Bursitis subcoracoidea; kein Röntgenbefund. — Unmittelbar nach der Röntgenaufnahme (!) Besserung [1]); zwei Tage später vollkommen gesund.

Fall 15.   Fräulein; seit 8 Tagen stärker werdender Schmerz am Oberarm bis Ellenbogen. — Eindeutige Schwellung und Druckempfindlichkeit am Akromion, — nach 10 Tagen alles gut; aber „es zuckt" noch mitunter in der Ellenbogengegend.

Fall 16.   65jährige Frau mit Arteriosklerose. 16. VI. Charakteristische Klagen und Druckpunkt nebst geringer Schwellung vorn am Gelenk; die Schmerzen strahlen in alle Finger aus, welche einen gespannten, leicht ödematösen Eindruck machen. 19. VI. Nach Pyramidon erheblich besser. Finger nicht mehr geschwollen. 27. VI. Auch Schulterschwellung beseitigt. — Bisher (6 Jahre) ist ein Rezidiv nicht aufgetreten; auch nicht arteriosklerotische Schmerzen anderer Art.

Fall 17.   56jährige Frau (17. V.), mit Erscheinungen von Arteriosklerose (Luftmangel) klagt über Schmerz von Achsel nach Ellenbogenbeuge rechterseits mit nächtlicher Exazerbation; kann den Arm nicht nach hinten führen; keine eindeutige Schwellung; dagegen l. vorderer Schulterdruckpunkt; aber auch Druckpunkt 2. in der Axilla, 3. hinten an der Schulter. 13. VI. alles gut.

Fall 18.   (1905.) Herr mit Insuffizienz der Aorta, möglicherweise auch Aortenaneurysma. Schmerz im rechten Oberarm bis in die Finger; kann den Arm nicht nach hinten führen — keine Schwellung, kein Druckpunkt. Beschwerden dauern von Mai bis September. — Die Abhängigkeit vom Herzfehler ist natürlich zu erörtern, aber nach dem weiteren Verlauf doch zweifelhaft, da Patient bis zu seinem $5\frac{1}{2}$ Jahre später erfolgten Tode (1910) zwar wiederholt an erheblicher Herzinsuffizienz mit langem Krankenlager, aber niemals wieder an derartigen Brachialgien zu leiden hatte.

Fall 19.   Frau; hat nach 8tägigen leichten Vorboten mit der größten Heftigkeit einsetzende rechtsseitige Schulterschmerzen bekommen. Keine Schwellung, aber sehr empfindlicher vorderer Schulterdruckpunkt — schon bei leiser Berührung; erst einige Tage später wird Patientin in charakteristischer Weise in der Elevation und der Rückwärtsführung des Armes nach hinten behindert. Es zeigt sich auch ein Achseldruckpunkt mit Ausstrahlen des Schmerzes längs der Innenfläche des Oberarmes bis zum Ellenbogen (nicht weiter!).

---

[1]) Sollte das ein therapeutischer Wink sein?

Fall 20. Frau; hat seit 8 Tagen über allmählich stärker werdenden Schmerz im rechten Oberarm zu klagen; bezeichnet den Deltoideus als Sitz des Schmerzes. Elevation erschwert. Schmerz strahlt in die Mittelfinger aus; zur Nacht wacht sie über „Ziehen" auf. — Keine Schwellung. Typischer vorderer Druckpunkt; am M. deltoideus oder sonst an den Muskeln keine Druckempfindlichkeit — am folgenden Tage Influenza (39,1).

Fall 21. Briefträger. Seit mehreren Tagen linksseitige Brachialgie; mit vorderem Schulterdruckpunkt, ohne Gelenk- oder Bursaschwellung; in drei Wochen mit Jodanstrich und Pyramidon beseitigt.

Fall 22. Dienstmädchen. Schulterarmschmerz mit nächtlichen Exazerbationen rechterseits, in die drei ersten Finger ausstrahlend; langwieriger Verlauf, rezidivierend; auch linkerseits „Schmerz bis Ellenbogen". Keine Schwellung. Gelenk frei; vorderer Schulterdruckpunkt, medianwärts außer dem Bereich der Bursa subcoracoidea gelegen (also N. cut. brach.).

Andere Fälle, deren Aufzählung sich erübrigt, verliefen ähnlich. Allen war gemeinsam der vordere Schulterdruckpunkt, aber nur bei 6 (Fall 11—16) unter 31 konstatierte ich eine eindeutige Schwellung der Bursa, während die Schwellung 18 mal fehlte, 7 mal von mir nicht notiert wurde, also wohl auch fehlte. Da entsteht doch die Frage, ob die Bursaschwellung, wenn sie keineswegs regelmäßig zum Bilde der Brachialneuralgie gehört, wirklich überwiegend, auch da, wo sie auftritt, als echte Entzündung anzusehen ist, und die Armschmerzen wirklich nur als irradiierende Schmerzen zu deuten sind. Ich könnte mir die Sachlage ganz anders denken und annehmen, daß es sich an der Bursa in diesen Fällen gar nicht um eine Entzündung im eigentlichen Sinne handelt, sondern daß hier lediglich eine Neuralgie nebst vasomotorisch-neurotischem Reizzustand vorliegt, welcher an der Bursa ebenso gut einmal zur synovialen Sekretion führen kann wie an den eigentlichen Gelenken, etwa den Fingergelenken oder den Kniegelenken, wo doch solche vasoneurotischen Schwellungen vorkommen, die selbst von den Chirurgen als solche anerkannt werden (Payr); aber ich gebe zu, daß erst noch weitere Fälle auf diese vasomotorische Hypothese zu prüfen wären. Weitere Aufklärungen könnten hier auch diejenigen Ärzte schaffen, welche viel mit anderen als rheumatischen Gelenksentzündungen zu tun haben, etwa mit tuberkulösen Schultergelenksentzündungen. Die Frage würde lauten: Kombinieren sich solche ebenfalls häufig oder regelmäßig mit Brachialgien?

Trotzdem fällt es mir nicht ein, das Vorkommen einer echten Schultergelenksbursitis damit in Abrede stellen zu wollen; ich sehe und sah Bursitiden vielmehr fortlaufend und zwar auch solche, bei welchen die Bursaschwellung ganz in den Vordergrund trat, während die Brachialgien sehr geringfügig oder kaum vorhanden waren, so daß einem die Vermutung einer Neuralgie dabei gar nicht erst kommen konnte. Es ist aber trotzdem häufig sehr schwierig, die beiden hierher gehörigen Krankheitsbilder, also Bursitis einerseits und Brachialneuralgie mit oder ohne Bursalschwellung andererseits auseinander zu halten.

Daß ich meine Brachialneuralgien vorzugsweise aus Erkältungen und Abkühlungen hervorgehen sah, will ich ebenfalls noch hervorheben, obwohl eine Influenza einmal mit im Spiele war, Arteriosklerose 2 mal, ein Herzfehler 1 mal, gichtische Diathese 1 mal, unbekannte Ursachen einige Male. Die Erkrankungen derjenigen Patienten, bei welchen gleichzeitig Erregungszustände des Nervensystems vorhanden waren (Hysterie, Neurasthenie, Basedow) wurden nicht mitgezählt; dagegen kann ich über 3 Brachialneuralgien traumatischen Ursprungs berichten:

Fall 23. Offizier; ist vor 6 Wochen gegen die rechte Schulter gefallen. Kann den Arm nicht nach hinten bringen; Gefühl des Taubseins im Arm; nächtliche Exazerbationen — Äußerlich nichts nachzuweisen außer vorderem Schulterdruckpunkt.

Fall 24. Frau, ist vor 3 Wochen ins Wasser gefallen, hat sich mit hoch erhobenem Arm festgehalten, wurde dann herausgezogen. 3 Tage später hat sie Schmerzen in der Schultergegend verspürt, welche über Ober- und Unterarm bis in die Finger ausstrahlten und sich des Nachts steigerten; — kann den Arm nicht nach hinten bringen, die Schleppe tragen; das Schultergelenk absolut frei; kein Krepitieren; lediglich vorderer Schulterdruckpunkt; nach 14 Tagen wesentlich gebessert in allen Funktionen, wacht aber noch über die Schmerzen auf.

Fall 25. Frau; lux. humeri subcoracoidea directa; im Anschluß an die Reposition machen sich allmählich nächtlich exazerbierende, nach dem Mittelfinger ausstrahlende Schmerzen bemerkbar, welche durch Antypirin gut beeinflußbar sind. (Auf den vorderen Schulterdruckpunkt wurde hier entsprechend der Ätiologie kein Wert gelegt.)

Fasse ich meine Ansicht über die Neuralgien des Brachial-plexus zusammen, so treten auch bei Personen, welche nichts mit Nervosität, Schultergelenksaffektionen oder Allgemein-Erkrankungen zu tun haben, gar nicht so selten neuralgische

Erkrankungen einzelner auch oberflächlicher Armnerven oder mehrerer Armnerven zusammen in Erscheinung, welche auf Abkühlungen (Rheuma) oder Trauma zurückgeführt werden können oder auch aus unbekannter Ätiologie. Sie zeigen außer den den verschiedenen Nervenbahnen angehörenden Schmerzen, welche nicht immer auseinander zu halten sind, auffallend häufig Behinderungen in den Funktionen des Schultergelenks, welche keineswegs immer durch Affektionen dieses Gelenks oder der Bursa zu erklären sind, in einem großen Teile der Fälle wahrscheinlich in einem direkten neuralgischen Reizzustand des N. cut. brachii medialis ihren Grund haben, deswegen, weil dieser an mehreren Stellen durch die straffe Armfascie hervortretende Nerv bei der Abduktion, hauptsächlich aber bei der Rückwärtsbewegung des Armes in charakteristischer Weise gereizt wird. Diese Fälle machen sich bei Personen, welche zu neuralgischen Erkrankungen disponieren, vorzugsweise bemerkbar; verlaufen bald sehr schnell, bald in Monaten, rezidivieren mitunter, werden, wie ich noch hinzufügen möchte, durch Jodanstrich, lokale Wärme (besonders eine Flanelljacke zur Nacht!) Armruhe, eventuell Chinin oder andere Antineuralgika günstig beeinflußt und führen nicht zur Versteifung des Schultergelenkes. Wo solche eintritt, ist sie auf länger bestehende Inaktivität oder auf omarthritische Prozesse meist chronischer Art zu beziehen, welche ihrerseits, wie besonders von Goldscheider ausgeführt ist, öfters, aber, wie ich glaube, keineswegs regelmäßig, den Brachial-Neuralgien zugrunde liegen.

VII. Neuralgie der Thorakalnerven.
(Interkostal- und Abdominalneuralgien.)

Die schlechtweg als Interkostalneuralgien bezeichneten Neuralgien der Nerv. spin. thoracales treten nicht nur an Brust und Bauch, sondern auch am Rücken auf. Als Sitz des Schmerzes muß dann an die hinteren Äste (Ram. post., N. spin. thorac.) gedacht werden; seitlich vom Thorax können sowohl die hinteren als die vorderen Äste in Betracht kommen; die Unterscheidung ist häufig nicht zu machen, da die beiden Zweige ihrerseits kleine Ästchen nach vorn und nach hinten schicken; je mehr man nach vorn kommt, umsomehr wird man es ausschließlich mit den vorderen Ästen, den eigentlichen und hauptsächlichen N. intercostales zu tun bekommen.

Auch nach meiner Zusammenstellung, welche 216 Einzelfälle von Neuralgien dieser Gruppe umfaßt, stehen sie mit 36,5 % bei weitem an der Spitze der neuralgischen Erkrankungen [1]; sie sind allgemein bekannt und anerkannt; symptomatische Charakteristika, wie das „Stechen" des Schmerzes, das Ausstrahlen längs des anatomischen Verlaufs eines Nerven, die Schmerzanfälle zu irgend einer Tages- oder Nachtzeit, die Nervendruckpunkte, kurz alles, was dem Neuralgiediagnostiker an anderen Stellen des Körpers leicht angezweifelt wird, hier am Thorax besteht es zu Recht. Man schwankt höchtsens noch in bezug auf das Vorhandensein einer Pleuritis oder, sofern ein Trauma vorgelegen hat, einer Rippenperiostitis, wenn nicht gar Rippeninfraktion; gewissenhaftere Leute denken auch an Veränderungen am Herzen oder an Muskelschmerzen oder an neurasthenische Schmerzen, aber meistens läßt sich die Diagnose einer Interkostalneuralgie leicht machen.

Die Kranken waren nach meiner Zusammenstellung gleicherweise Männer wie Frauen, auch Kinder waren nicht so gar selten darunter. Die Affektion saß 83 mal linksseitig, 81 mal rechtsseitig, 52 mal war der Sitz nicht notiert worden.

Die Kranken klagten über Schmerzen in der Brust oder am Rücken; häufig fand sich die Kombination „Brust und Schulterblatt", öfter, bei linksseitigen Schmerzen, waren es „Stiche am Herzen" [2] (womit aber meist nur die Herzgegend gemeint wurde) oder auch „Schmerzen beim Atmen", wie mir schien, vorwiegend bei Erkrankungen der unteren Interkostalnerven, auch „Schmerzen beim Heben des Arms" in dem gleichen Falle. Weiter nach dem

---

[1] Demgegenüber hatte Bernhardt nur 6,5 %, Salomonson 2,6 % Interkostalneuralgien.

[2] Als Krankheiten, welche zu einem schmerzhaften Druck oder zu schmerzhaftem Stechen in der Herzgegend zu führen vermögen, nennt Ortner: die chronische Myokarditis, die Myofibrosis und Myodegeneratio cordis, Erkrankungen des Mitral-, namentlich aber des Aortenostiums, die Concretio pericardii cum corde (ausnahmsweise), die Enteroptose, vor allem aber die Sklerose der Kranzarterien; die letztere rufe besonders die in Anfällen auftretenden Schmerzen hervor.

Bauch zu wurde häufiger über Organschmerzen geklagt, wie Leber-, Magen-, Blinddarm-, Blasenschmerzen; schließlich auch über ausstrahlende Schmerzen der allerverschiedensten Art, sowohl o b e n am Thorax nach den zervikalen und brachialen Nerven, als auch u n t e n am Thorax nach lumbalen Nervengebieten. Einzelne Kranke klagten auch über korrespondierende Schmerzstellen der entgegengesetzten Körperhälfte.

Die meisten gaben an, daß die Schmerzen bei bestimmten M u s k e l b e w e g u n g e n, aber auch bei E r s c h ü t t e r u n g e n wie Schneuzen, lautem Sprechen, Husten, Niesen verstärkt wurden. Sehr viele gaben Steigerungen des Schmerzes in Form von Anfällen an, zu bestimmten Tageszeiten oder während der Nacht; die Schmerzen konnten dann so heftig sein, daß die Kranken das Bett verlassen und herumwandern mußten. Auch bestimmte Lagen, z. B. die Seitenlage auf der kranken Seite konnten die Kranken nicht vertragen.

S c h m e r z p u n k t e an verschiedenen Stellen zwischen den einzelnen Rippen oder am Rücken, am Bauch, entsprechend dem Sitz der verschiedenen Nerven, waren meist vorhanden, in anderen Fällen fehlten sie. Ich habe einige Male gefunden, daß man sich die Druckpunkte zugänglicher machen kann, wenn man die Patienten bestimmte Haltungen einnehmen läßt, in welchen bestimmte Muskelgruppen entspannt werden; z. B. sind die Schmerzpunkte am Rücken am leichtesten zu finden, wenn man die sitzenden Kranken wie zur Thoraxpunktion die Arme nach vorn nehmen läßt. Wenn man die empfindlichen Nervenpunkte trifft, geben die Kranken mitunter an, daß sich der Schmerz in einer bestimmten Richtung, der Nervenrichtung, ausbreite. Wenn mehrere Nervenpunkte vorhanden sind, so muß man sie in den Verlauf eines oder mehrerer Nerven einzureihen suchen, denn oftmals sind auch mehrere Brustnerven beteiligt (radiculärer Typus?). Da die Dornfortsätze, ebenso die hinteren Rippeninterstitien bei manchen Patienten schlecht durchzufühlen sind, so ist eine genaue topische Diagnosenstellung am Rücken häufig nicht möglich. Die g e s e t z m ä ß i g e n 3 t y p i s c h e n D r u c k s t e l l e n, nämlich neben der Wirbelsäule, in der mittleren Axillarlinie und neben dem Sternum konnte ich nur bei dem kleineren Teil meiner Patienten feststellen. Auch in den seltenen Fällen, in welchen über d o p p e l s e i t i g e n S c h m e r z geklagt wurde, schien mir der eigentliche Schmerz-

punkt nur der einen Seite anzugehören. — Herabsetzung der
Sensibilität (Neuritis?) notierte ich nur zweimal. Mitunter stützte
ein Herpesausschlag die Diagnose.

Ätiologisch überwiegen die rheumatischen Fälle. Angaben über nasse Füße, zugige Fenster, bestimmte Erkältungs-
vorfälle sind häufig; die Mehrzahl der Erkrankungen fällt in die
kalte Jahreszeit, einige Male gingen fieberhafte Erkrankungen
ohne nähere Diagnosenstellung voraus. 4 Schüler bekamen Bauchneuralgien regelmäßig beim Turnen, wobei es dahingestellt
bleibt, ob lokale Abkühlungen oder das Turnen selbst als Trauma
die Schuld daran trug. Einmal hörten Interkostalneuralgien mit
einem Schlage auf, als reichlicher Spontanabgang von Askariden
erfolgte, einige Male mußte man der Chlorose, ein anderes Mal
der Arteriensklerose einen gewissen Raum bei der Ätiologie
einräumen, vielleicht nur indirekt, insofern als solche Personen
leicht zu Abkühlungen neigen. Auch die Schwangerschaft
scheint ein begünstigendes Moment zu sein. Einmal lag der Neuralgie eine Leistenhernie zugrunde, einmal machte eine Rippenperiostitis echte neuralgische Schmerzattacken. Auch psy-
chische Einflüsse waren im Spiel, so bei Schulkindern, welche
die Ereignisse der Schule erregten.

Therapeutisch sind die Interkostalneuralgien gut zugänglich. Das Wichtigste ist Wärme; einfache dicke Kleidung genügt,
zur Nacht eine Flanelljacke. Warmes Unterzeug für den Tag nur
bei ruhiger Beschäftigung. Das Schwitzen in Kleidern muß vermieden werden. Sonst ein Antineuralgikum.

Ein paar Krankengeschichten sollen einige mir wichtig er-
scheinende Punkte illustrieren:

Fall 1. Frau, welche zu Neuralgieschmerzen disponiert, klagt bei
allgemeinen Erkältungserscheinungen (Schnupfen, Husten) über
einen Schmerz am linken Schulterblatt, welcher nur beim Atmen bemerkt werde, „es spickt dann". Vollkommen normaler Lungenbefund;
beim Abtasten des Rückens befindet sich links neben der Wirbelsäule,
ungefähr in Höhe der Costa IV, eine ganz eindeutige, zirkumskripte
Schmerzstelle, welche nur gerade durch die Fingerspitze zu erregen
ist; die Zirkumferenz des Stethoskops ist bereits zu groß dafür. Dabei sind
sämtliche Muskelbewegungen am Thorax vollkommen frei (Drehungen,
Beugen usw.); es besteht auch weder oberhalb noch unterhalb des Druck-
punktes die geringste Druckempfindlichkeit der Muskeln. Demnach wird
der Thorakalnerv IV hier also lediglich bei der durch die Atembewegung
bewirkten Hebung der Rippen gereizt. — Bei Wärme in 2 Tagen gut.

Fall 2. 39 jähriger sehr kräftiger Schmied, welcher dem Zug ausgesetzt gewesen ist. „Reißen unter dem linken Schulterblatt", „bei Nacht spickt es unter der Schulter". Äußerst muskulöser Mensch mit mächtigem Cucullaris, welcher beim tiefen Eingreifen und anderen mechanischen Reizen gänzlich unempfindlich ist. Dagegen eindeutiger Druckpunkt im V. linken Interkostalraum in vorderer Axillarlinie; ad pulm. nicht das geringste. — Chin., Wärme; nach 2 Tagen gesund.

Einige Schwierigkeiten bereitet die Lokalisation der unteren Thorakalnerven (Ausläufer der Ram. posteriores N. thoracalium XI und XII nach hinten zu und der Ram. anteriores XII nach der unteren Bauchgegend); denn die Kranken geben außer den Schmerzen, welche sie im Kreuz oder im Abdomen empfinden, meist auch solche an, welche von diesen Stellen nach der Hüfte, der Inguinalgegend, der Blase oder dem Skrotum hin ausstrahlen. Man wird hier also bereits auf die oberen Nerven des Lumbalplexus hingewiesen, was auch nach der Verbindung, welche Interkostalnerven und Lumbalnerven durch Vermittelung des N. intercostal. XII eingehen, nicht wunderbar erscheint, und zwar den N. ilio-hypogastricus, den N. ilio-inguinalis und den N. lumbo-inguinalis. Bei 4 Fällen wurde über einen Schmerz in der Blasengegend und gleichzeitig über Urindrang geklagt; ich führe ein Beispiel an:

Fall 3. Frau, 50 jährig; „seit Wochen" hat sie leichten Kreuzschmerz, jetzt liegt sie unbeweglich zu Bett mit lebhaften Kreuzschmerzen, welche ausstrahlen 1. nach der Außenfläche des linken Oberschenkels, 2. nach der Blasengegend, und mit Urindrang verknüpft sind. — Patientin ist nicht imstande, sich aufzurichten. Normaler Genital- und sonstiger Organbefund. Auch kein eindeutiger Druckpunkt, kein Fieber. — Nach Pyramidon 0,75 hört Schmerz und Urindrang sofort auf; nach einigen weiteren Pulvern und Wärme ist Patientin am vierten Tage außer Bett und gesund: Neuralgie des N. ilio-hypogastricus (und N. femoralis $= L_1$ u. L_2?)

Bei einem anderen Kranken, bei welchem ebenfalls Schmerzen im Verlauf des Ilio-hypogastricus bestanden, fand gleichzeitig eine Herpeseruption in der Gegend des Trochanter statt.

Am häufigsten gaben die Neuralgien in der Bauchhaut zu Verwechselungen mit Appendicitis Anlaß. Solcher Fälle notierte ich 7. Eine größere Anzahl würde leicht zusammenkommen, wenn man die nicht mehr ganz seltenen Blinddarm-Neurastheniker dazuzählen wollte.

Differentialdiagnostisch in bezug auf Appendicitis

erschien mir das Folgende von Wichtigkeit: Die Kranken waren fieberfrei, sie gaben den Charakter des Schmerzes als stechend an, ferner über die Ausbreitung des Schmerzes, daß er in charakteristischer Weise, z. B. nach dem Rücken, der Kreuzgegend oder dem Hoden ausstrahle; ferner gaben sie häufig nächtliche Schmerzattacken an oder Schmerzparoxysmen zu bestimmten Tageszeiten; in einem Falle bestand gleichzeitig eine Herpeseruption an der unteren rechten Thoraxseite. Bei der Palpation fand sich allerdings mitunter genau die Gegend des Mac Burneyschen Punktes schmerzhaft, aber diese Druckempfindlichkeit wurde nicht ausgelöst bei gleichmäßigem, langsamem Druck in die Tiefe, sondern gewöhnlich bei oberflächlichem Fingerdruck. Der Schmerz trat auch wohl erst hervor, wenn man den tief eingedrückten Finger zurückschnellen ließ (Erschütterung der Bauchhaut!); häufiger fanden sich die Druckpunkte nicht am Mac Burney, sondern näher am Darmbeinkamm.

Da es aber durchaus denkbar ist, daß echte Appendicitisschmerzen sich unter dem Bilde einer Bauchneuralgie äußern, so wird in jedem solcher Fälle die genaueste Untersuchung und Überwachung geboten sein.

Besondere Schwierigkeiten ergaben sich bei Kindern, bei welchen der Nabel[1]) als der Sitz des oftmals sehr heftigen Schmerzes bezeichnet wurde.

Ich habe drei solcher Fälle in längerer Beobachtung gehabt; bald klagten sie genau über Schmerz im Nabel, bald verlegten sie ihn in die nächste Nähe des Nabels; alle paar Wochen oder Monate· wiederholten sich dergleichen Klagen, mitunter bestand Stuhlverstopfung. Auch die Schmerzdruckpunkte waren wechselvoll. Trat nun noch, wie in dem einen Falle, Erbrechen hinzu oder auch leichtes Fieber, wie bei einem anderen Kinde, so wurde man immer wieder auf die Appendicitis hingewiesen. In einem Falle war nach Hinzuziehung eines Chirurgen auch schon die Appendektomie beschlossen worden, sie kam nicht zustande, weil die Eltern dem widerstrebten; es sind weitere 4 Jahre darüber vergangen, das (freilich nervöse) Kind bekommt noch hin und wieder seine Anfälle. Bei den beiden anderen Kindern ist alles gut geblieben. Askariden waren nicht mit im Spiele.

Auch auf andere Beziehungen der Interkostalneuralgien zu Erkrankungen der Bauchorgane wird man hier und da fahnden

---

[1]) S. darüber auch Ebner: Aktuelle Fragen aus dem Gebiet der Appendicitislehre. Beiheft zur Med. Klin. 1910, H. 6.

müssen. Schmerzen in der Magengegend können ebensowohl Neuralgien der Bauchhaut sein als auch dem Magen selbst angehören, z. B. der Ulcus-Schmerz oder der dyspeptische Schmerz. Letzterer wurde durch die Darreichung von Natr. bicarb. prompt beseitigt. Von dem neurasthenischen Magenschmerz, dieser wahren crux der Ärzte, sehe ich ganz ab.

Zwei Beobachtungen wiesen mich auf die Abhängigkeit der Bauchneuralgien von Leberaffektionen; bei beiden Patienten erschien der untere Leberrand vergrößert, es bestand aber kein Tiefendruckschmerz, wohl aber eine ausgesprochene Druckempfindlichkeit der Bauchhaut oberhalb der Lebergegend (Headsche Projektion). Dahin rechne ich ferner 4 Fälle von Gallensteinkoliken, bei welchen ebenfalls neuralgische Schmerzen auftraten.[1]) Bei der einen, nebenbei hysterischen, also eigentlich nicht ganz hierher gehörigen Patientin gingen Neuralgien auf der linken Rückenseite der eigentlichen Gallensteinattacke (mit Icterus) monatelang voraus, bei den 3 anderen zeigten sich neuralgische Schmerzen am Rücken nebst Druckpunkten während einer typischen Gallensteinkolik (mit Icterus), und zwar ebenfalls auf der linken Seite. Der eine Fall sei hier kurz skizziert:

Fall 4. Patientin war Dezember 1909 zystektomiert und früher auch appendektomiert worden; sie erkrankte am 9. Juli 1910 mit sehr heftigen Schmerzattacken im Leib und Erbrechen; erhielt eine Morphiuminjektion. (10. VII.). Abdomen in toto äußerst druckempfindlich, (11. VII.) erneute Schmerzattacken mit Konjunktivalikterus, Bilinurie. Druckschmerz lokalisiert sich vorzugsweise auf den linken Leberlappen, der auch vergrößert erscheint, aber daneben besteht ein sehr empfindlicher ganz oberflächlicher Druckschmerz etwas oberhalb der rechten Inguinalgegend; (13. VII.) Ikterus rückgängig, es wird jetzt der Schmerz in die linke Weichengegend verlegt, vor „stechendem Schmerz" an dieser Stelle habe sie nicht schlafen können. Hier befinden sich mehrere äußere Druckpunkte offenbar in der Bauchhaut, während die Leber heute wenig druckempfindlich ist; auch (14. VII.) besteht noch der gleiche linksseitige Druckschmerz im Bereich des XII. Interkost.-N. (Mitte zwischen XI. Rippe und Crista) mit den gleichen Klagen über „stechende und spickende" Schmerzen; auch in der Magengegend besteht ein gleicher oberflächlicher Druckpunkt (N. intercost. XII).

Am Abdomen machen ausstrahlende Schmerzen ferner die

---

[1]) Während der Korrektur sehe ich einen weiteren Fall: links. Interkostal-Neuralgie des VI. Interkostal-Nerven, nach abgelaufener Gallensteinkolik (mit Ikterus).

4*

Genitalorgane der Frauen; einmal konnte ein rechtsseitiger hypogastrischer Druckpunkt in der Gegend des Mac Burneyschen Punktes bei einer Frau, welche früher appendektomiert war, mit Bestimmtheit auf das rechte nach vorn dislozierte Ovarium bezogen werden.

Olshausen [1]) spricht von der Neuralgie des Ovariums als von einer häufigen Erkrankung. Was man gewöhnlich als Oophoritis chronica zu beschreiben pflegt, habe mit Entzündung nichts zu tun, es handele sich dabei um eine Neuralgie des Ovariums; in der Mehrzahl des linken Ovariums.

„Die Krankheit ist häufig, befällt am öftesten Frauen im mittleren Lebensalter, die geboren haben. Die Hauptklage sind Kreuzschmerzen. „Man kann sagen, daß die Mehrzahl der Frauen, welche Kreuzschmerzen als ihr wesentliches Leiden angeben, an einer Neuralgie des Ovariums leiden." Die Schmerzen sind bisweilen intermittierend, so daß wochenlange Pausen vorkommen, in anderen Fällen sind sie dauernd so intensiv, daß die Kranken sich vollständig invalide fühlen, jede Bewegung scheuen usw. Auch ovarielle Dysmenorrhöe ist öfters dabei.

Die richtige Therapie ist ebenso einfach wie sicher. Sie besteht in einigen subkutanen Injektionen von Antipyrin in die Lumbalgegend der betreffenden Seite; 3—4 Injektionen von je 1 g einer 50 proz. Lösung (1:2) innerhalb 8 Tagen appliziert, genügen fast immer zur Heilung."

Ein anderes Mal bestanden bei einer graviden Pat. rechtsseitige ausstrahlende Schmerzen im Hypogastrium, ganz nach der Art der Abdominalneuralgie, auch mit einem äußeren anscheinend oberflächlichen Bauchdecken- und hinteren Wirbeldruckpunkt als Symptom einer Pyelitis; freilich wiesen auch die sonstigen Umstände, die Beschaffenheit des Urins, das Fieber, die Intermission der Anfälle auf diese Erkrankung hin. Das sind dann eben keine echten Neuralgien, aber offenbar viscerale Reizzustände, welche (nach Head) in die Bahnen der Hautnerven reflektiert werden; merkwürdig bleibt das Herüberkreuzen nach der entgegengesetzten Seite, wie es z. B. bei den Gallensteinfällen beobachtet wurde.

Bei 11 meiner Fälle lag dem Nervenschmerz eine Herpeseruption zugrunde. Der Nervenschmerz kann gleichzeitig vorhanden sein — dann ist es eben eine Herpeserkrankung des

---

[1]) Olshausen: Neuralgie des Ovariums. In seinen „Sententiae controversae", welche er seinen Schülern zum Abschied überreichte, 1910.

Gangl. spin. — oder er kann der Herpeseruption einige Zeit vorangehen, wofür ich ein Beispiel anführe.

Fall 5. 1*. Oktober 1908. Herr, klagt seit 14 Tagen über „äußerlichen" Brustschmerz, links stärker als rechts, fing an der linken Brustwarze an, hat auch ein schmerzhaftes Gefühl, das vom Schlund nach dem Magen herabzieht; in der Magengegend empfinde er schmerzhaften Druck: charakteristischer Druckpunkt im IV. Interkostalraum links seitlich, sonst nicht der geringste Befund. — Chinin und Wärme, in 14 Tagen alles gut. — 15. Januar 1909: Herpes zoster der linken unteren Brustnerven.

Nun spielt auch bei der Ätiologie der Interkostalneuralgien das Trauma eine verhältnismäßig große Rolle; ich lasse deshalb auch hierfür einige Krankheitsgeschichten folgen:

Fall 6. Herr, ist vor 4 Tagen auf die linke Brustseite gefallen, während er ein Buch trug; er schlug gegen dessen Kante auf, hat jetzt einen linksseitigen Brustschmerz, welcher von „hinten nach vorn verläuft". Keine Sugillation, keine Schwellung, lediglich interkostaler Druckpunkt.

Fall 7. Junge Dame, ist vor 8 Tagen vom Pferde gestürzt, erscheint am rechten Oberarm mit sehr ausgedehnter Sugillation über dem Deltoides, indessen macht sie davon kein Aufhebens; es besteht auch trotz der Sugillation nicht die geringste Behinderung im Gebrauch des Armes. Dagegen klagt sie über einen von Tag zu Tag heftiger werdenden Schmerz in der rechten Brustseite; hier, unterhalb der Mamma, genau im rechten V. Interkostalraum findet sich ein lebhafter Druckpunkt, ohne das geringste Anzeichen eines Trauma, was übrigens nach dem Hergang des Falles auch gar nicht direkt auf diese Stelle eingewirkt haben konnte. Der Schmerz an der Brust wird als „stechend, spickend" bezeichnet. In wenigen Tagen in Ordnung.

Fall 8. 23 jähriger, keineswegs ängstlicher oder nervöser Mensch, ist vor einigen Tagen mit dem Schlitten umgekippt und nach links herausgefallen. Er klagt jetzt über heftige Stiche und infolgedessen gestörte Nächte. Die Stiche „gehen vom Rücken nach dem Unterleib". — Hinterer Druckpunkt links am Rücken etwa in Höhe der VIII. oder IX. Rippe, sonst nichts.

Fall 9. Junger Offizier, ohne jedes Krankheitsinteresse. Vor 5 Tagen mit dem Pferde gestürzt, gerade mit der Helmspitze in den Grund, konnte danach nicht atmen, ritt aber sofort weiter. Chirurg nimmt nach negativem Röntgenbefund Concussio med. spinalis an, zumal Patient auch über „einschnürenden Schmerz" am Brustkorb klagte. — Klagt jetzt (nach 5 Tagen) über „Stiche" in beiden Schulterblättern beim Niesen, Husten, Tiefatmen; ist im Gebrauch der Arme durch ein Gefühl der Steifigkeit behindert, obwohl er alle Armbewegungen ausführen kann. — Dornfortsätze nicht im geringsten schmerzempfindlich, dagegen besteht rechts und noch ausgesprochener links unmittelbar neben dem Proc. spinos. III ein lebhafter Druckschmerz, welcher in die oberen Partien der entsprechenden Schulterblätter ausstrahlt. Daß es kein Muskelschmerz ist, geht aus zwei Überlegungen hervor; 1. ist der M. cucullaris an keiner anderen Stelle druckschmerzhaft, 2. fällt der Schmerzdruckpunkt fort, wenn man den Patienten die Arme aufwärts strecken läßt (Überlagerung des Schmerzpunktes durch die angespannten Muskeln); er tritt aber sofort wieder auf, wenn Patient die Arme herunterhängen läßt. — Die linke Seite ist auch am nächsten Tage die schlechtere. Der Schmerz zieht auch den linken Oberarm entlang bis zum Ellenbogen an der hinteren Fläche (N. Musculo cutaneus?). Am folgenden Tage ist aber die rechte Schulter die schmerzhaftere, er führt das auf den Umstand zurück, daß er gestern viel geschrieben habe (Funktionsreiz nach Edinger?); auch der rechtsseitige Druckschmerz ist jetzt der lebhaftere, nud zwar strahlt er in die rechte Brustseite im interkostalen Typus aus. — Bei Ruhe, Wärme, Chinin in 8 Tagen hergestellt und dienstfähig. — 4 Monate später Rezidiv, nachdem ihn ein Kamerad zum Scherz von hinten umfaßt und zusammengedrückt hatte. Der Schmerz war interkostal (Druckpunkt), und zwar charakteristischerweise wieder erst 8 Tage nach dem letzten Trauma aufgetreten.

Fall 10. Herr, ist gegen eine Treppenstufe gefallen, hat sich die hintere rechte Rippengegend zerschlagen. Kein äußerlich wahrnehmbares Symptom eines Trauma, kein Anhaltepunkt für Rippenfraktur oder Infraktion. Dagegen eindeutige Druckempfindlichkeit an verschiedenen interkostalen Punkten bzw. an den rechtsseitigen Rippenrändern VIII und IX. Noch nach 14 Tagen pflegen die Thoraxschmerzen meist in der Nacht mit großer Heftigkeit aufzutreten, „so daß er nicht weiß, wie er liegen soll"; merkwürdig erscheint es ihm zugleich, daß die Schmerzen, wenn sie so heftig sind, auch genau in derselben Weise linkerseits gefühlt werden.

Bei demselben Herrn wiederholt sich der gleiche Fall mit der gleichen Krankengeschichte noch ein zweites Mal.

Fall 11. Bei einem Fräulein, welches auf die rechte Hüfte gefallen war, stellte sich der Schmerz in der linken Brustseite ein, wie ich es mir erkläre dadurch, daß die rechte Seite kontusioniert, die linke Brustseite dagegen gezerrt worden war.

Dann ist noch zu nennen die Geschichte eines Kinderfräuleins, welches von ihrem übermütigen 5 jährigen Zögling einen Stoß mit dem Fuße gegen den Bauch bekommen hatte; eines Herrn, der mit dem Schlitten umgekippt war; einer Köchin, die von einem boshaften Diener einen Stoß mit dem Ellenbogen gegen die Brust erhalten hatte; einer jungen Dame, welche bei Turnübungen die Arme zu weit nach hinten „gereckt" hatte.

Diesen Fällen reihen sich an die Krankengeschichten von 8 Briefträgern, welche auf der Treppe ausgeglitten und entweder mit der Seite oder mit dem Rücken gegen eine Stufe gefallen waren. Ein anderer hatte sich beim Manipulieren mit dem Heft eines Schraubenziehers gegen die Brust gestoßen; ein anderer war gegen die Tischkante gestoßen.

Ich muß noch hervorheben, daß keiner meiner Kranken, vielleicht mit einer Ausnahme, weil er unfallversichert war, ein materielles Interesse an seinem Unfall haben konnte. Alle gingen ihren gewohnten dienstlichen oder häuslichen Beschäftigungen nach und waren in mehr oder weniger kurzer Zeit wiederhergestellt. Darin unterscheiden sich also diese traumatischen Neuralgiker von den eigentlichen Traumatikern. Aus diesem Grunde, nämlich zur richtigen Würdigung der traumatischen Neurose sind solche Beispiele von harmlosen traumatischen Neuralgien auch von großem Wert und sollten von den Ärzten prinzipiell gesammelt werden. Dann würde man vielleicht allmählich den übertriebenen Lamentationen der traumatischen Neurastheniker erfolgreich begegnen können.

Ich schließe das Kapitel mit einer gleich amüsanten als lehrreichen Krankengeschichte.

Fall 12. Ein 56 jähriges Fräulein ließ mich zu sich rufen und klagte, sie sei vor 14 Tagen vom Stuhl gefallen und dabei gegen die linke Brustseite aufgeschlagen; sie habe jetzt stechende Schmerzen an den linken Rippen, welche in den letzten Tagen sogar heftiger geworden seien und nach dem linken Bein und abwärts bis in den Fuß ausstrahlen (also wohl neurasthenisch!) Ein Druckpunkt findet sich im V. Interkostalraum links, etwa in der Gegend der Herzspitze. Sie macht sonst einen ruhigen, vernünftigen Eindruck.

Ich verordnete Wärme und Chinin. — Die Kur verläuft sehr eigenartig durch Autosuggestion; denn bereits 5 Tage später erscheint sie bei mir vollkommen gesund und offenbar erleichtert. Sie gibt sich mir jetzt als Beamtin des Schiedsgerichts für Unfallversicherung zu erkennen und sagt, sie sei auf den Gedanken gekommen, daß bei ihr doch wohl „die traumatische Neurose" vorliege. Als bestes Mittel habe das Schiedsgericht dann immer die Arbeit empfohlen, und in dieser weisen Erkenntnis ihrer Behörde habe auch sie gehandelt und ihre Arbeit auf dem Bureau wieder aufgenommen. Dieses Beispiel verdient Nachahmung!

VIII. Lumbago.

Wenn ich dem Lumbago ein besonderes Kapitel widme, so geschieht es in dem Wunsche, zur Klärung dieses unter dem Namen „Hexenschuß" oder „Einsprung im Kreuz" allbekannten Übels durch meine Krankengeschichten beizutragen. Denn mir will es scheinen, als ob der anatomische Sitz des Lumbago noch lange nicht genügend erforscht ist; hat man es mit einer Affektion des Muskels oder des Nerven zu tun? und gibt es einen typischen Lumbago, welcher klinisch einwandfrei charakterisiert und regelmäßig diagnostizierbar ist, oder gibt es verschiedene Formen des Lumbago?

Autoren wie Oppenheim und Strümpell erklären den Lumbago für Rheumatismus der Lendenmuskeln; Schreiber (Meran) verlegt die Schmerzen des Lumbago auf die Ursprünge der M. sacrolumbales, auf die Fascie sacrolumbalis und die Ursprünge der Gesäßmuskeln; Schmidt betont ebenso wie die Lehrbücher das häufige Zusammentreffen von Lumbago und Ischias und spricht, obwohl er geneigt scheint, den Lumbago ebenfalls für eine Muskelaffektion zu halten, nach dem Vorgange von Jacob und Sabarcann geradezu von Wurzelischias. Demgegenüber erklärt K. Francke den Lumbago nicht nur schlankweg für eine Neuralgie, sondern er definiert ihn ganz scharf „als eine neuralgische Erkrankung des Anfangsteiles der 4. und 5. Lendennerven", während er den Rheumatismus der Lendenmuskeln für eine „ganz ungemein selten vorkommende Erscheinung" hält. Zur Differentialdiagnose mit Ischias führt Oppenheim an: „Beim Rheumatismus der Lendenmuskeln (Lumbago) verbreiten sich die Schmerzen in diffuser Weise. Es fehlen die Nervendruckpunkte, während das Kneifen der Muskeln und Druck auf ihre Ansätze schmerzhaft empfunden wird."

Klinisch ist der Lumbago charakterisiert durch einen heftigen Schmerz in der Lumbalgegend, schlechtweg „Kreuz" genannt; der Schmerz ist urplötzlich entstanden ohne jede Veranlassung, oder nach einer ungeschickten oder angestrengten Muskelbewegung oder einem Trauma, oder er hat sich allmählich aus bereits bestehenden Schmerzen mit einem Male zu großer Heftigkeit gesteigert. Der Kranke ist mitunter vor Schmerz vollkommen unfähig, sich zu bewegen; er liegt dann platt auf dem Rücken; oder er empfindet den Schmerz vorzugsweise bei bestimmten Bewegungen. Klagen, daß er sich nicht bücken, daß er sich nicht Schuhe und Strümpfe anziehen könne, kehren immer wieder. Man sieht die meisten Patienten geradezu unbeholfen sich benehmen, wenn man ihnen zumutet, sich hinzusetzen oder gar hinzulegen. Dann greifen sie oftmals zu den komischsten Manipulationen. Häufig nehmen die Patienten eine nach einer Seite geneigte Haltung des Rumpfes ein und bekunden schon dadurch die Einseitigkeit der Affektion; auch wohl wegen dieser Haltung, nicht allein wegen der Plötzlichkeit des Erscheinens hat sich vermutlich der Name „Hexenschuß" herausgebildet. Zu diesem primären Schmerz der Lenden- oder Kreuzbeingegend gesellen sich weiterhin noch andere Schmerzen hinzu, sie strahlen in die verschiedensten Richtungen aus, nach den Weichen, den Hüften, dem Gesäß, selbst den Beinen, auch vorn nach dem Bauch; zu beachten ist dabei der Umstand, daß die Kranken das Ausstrahlen des Schmerzes fast durchweg einseitig angeben und bei weiterem Befragen häufig auch einräumen, daß auch der eigeutliche Kreuzlendenschmerz vorwiegend der einen Seite angehöre. Häufig entsprechen die Angaben des Kranken über den Schmerz einer bestimmten Nervenrichtung, etwa dem Verlauf des Ilio-hypogastricus, des Cut. femor. lateralis; manche sprechen von besonders heftigen Schmerzen während der Nachtzeit. Das wären dann ungefähr die gleichenKlagen, welche Kranke äußern, für deren Schmerzen Neuralgiender unteren Thorakal- bzw. Interkostalnerven angenommen wurden.

Und in der Tat, wenn ich das von mir gesammelte Material durchsehe, so muß ich bekennen, daß ich einen Teil der Lumbagofälle bereits den Thoralkal-Neuralgien zugerechnet habe. Bleiben indessen noch weitere 46 Fälle, welche ich hier als Lumbago registriert habe.

6 meiner Patienten führten den Lumbago auf ein Trauma zurück; ich nahm besonders gern davon Notiz, weil ich in solchen Fällen den Sitz des Schmerzes in bestimmten Muskeln noch am ehesten zu lokalisieren hoffte. Es waren:

1. Ein Fräulein, welches beim Ausgleiten mit der Kreuzseite gegen eine Stufe gefallen war; die Schmerzen hatten sich allmählich im Laufe von Tagen gesteigert und wurden bei Bewegungen in den unteren Abschnitt des Kreuzbeines (von den Patienten häufig schon als „Steißbein bezeichnet) verlegt. Auf dem Kreuzbein fanden sich rechts und links von der Medianlinie ganz eindeutige Druckpunkte, etwa in einer horizontalen Linie, welche vier Finger breit von dem Beginn der Analfalte entfernt liegt. Sonst war nichts nachweisbar.

2. Ein Briefträger war auf der Treppe nicht gefallen, sondern nur ausgeglitten, wobei er einen Ruck nach hinten bekam. Er klagt über Kreuzschmerz und hält sich steif wie ein Lumbagiker. Drei Tage später empfindet er den Schmerz beiderseits in der Leistengegend. Es

findet sich lediglich ein zirkumskripter rechtsseitiger Druckpunkt, hinten auf dem Kreuzbein im Niveau des Spin. ilii. post. oder noch
etwas tiefer; am N. illio-hypogastr. kein Druckpunkt.

3. Ein anderer Briefträger hatte sich vor einigen Tagen einen
Briefsack über den Rücken geworfen; seither „haut es ihm ins Kreuz
ein"; er zeigt dabei den Weg, welchen der Schmerz nimmt, nämlich von
der Kreuzgegend über die Lende nach dem Bauch, und zwar nur linkerseits. Ein Druckschmerz ist nirgends mit Sicherheit festzustellen. Nach
zwei Tagen alles gut.

4. Ein älterer Herr ist im Schnee ausgeglitten und auf die Nates
gefallen, hat keine Anzeichen einer Kontusion, klagt aber über Kreuzschmerz. Tags darauf strahlen die Schmerzen vom Kreuz in die rechte
untere Bauchgegend aus; nach 8 Tagen geht Patient zwar im Zimmer
umher, aber bestimmte Bewegungen, wie Sich-aufrichten im Bett oder
Vom-Sitz-aufstehen werden nur mit Zuhilfenahme besonderer Manipulationen ausgeführt; auch jetzt sind Anzeichen einer Kontusion nicht
vorhanden; es besteht nirgends an der Schenkel-, Rücken- oder Lenden-
muskulatur eine Druckempfindlichkeit; auch die Lumbodorsalfascie ist
nicht schmerzempfindlich; die Bewegung des Armes nach hinten (M. lumbodorsalis) ist gänzlich schmerzfrei. Dagegen sind rechts neben der
Wirbelsäule etwa in Höhe des V. Lendenwirbels und noch tiefer am
Kreuzbein einige voneinander getrennte Druckpunkte auszulösen, entsprechend der Lage der kleinen hinteren Äste der Lumbalnerven, da wo
sie an der Fascie heraustreten. — Nachdem die Schmerzen sich allmählich
beruhigt hatten, traten dieselben im Laufe des Sommers nochmals hervor
und wurden jetzt vorzugsweise in das linke Hypogastrium verlegt; sie
ziehen bis zur Schenkelbeuge. Es findet sich jetzt ein ganz zirkumskripter
mitten auf dem Kreuzbein gelegener Druckpunkt, umgeben von einer
hyperästhetischen Zone; auch rechts und links, vorzugsweise links ein
paar hypogastrische Druckpunkte. Die Schmerzverbreitung entspricht
ungefähr der Rumpfbeinlinie des Seifferschen Schemas. — Das ist die
reinste Hysterie, wird ein jeder sagen! Mag sein, ein hysterischer Lumbago;
aber dann müßte dieser psychischen Krankheit hier verfallen gewesen sein
ein ruhiger, heiterer, gleichmäßig gestimmter Mann, dessen Sinn in seinem
fleißigen Leben durchaus auf das Reelle und Nützliche gerichtet gewesen,
und der kaum jemals mit Ärzten in Berührung getreten ist. Außerdem
lebt dieser Patient in guten Verhältnissen und hat kein Interesse an einer
Unfallverletzung [1]).

---

[1]) Echter Lumbago kann natürlich auch beim Hysteriker vorkommen, aber dann merkt man schon aus der Art der Klagen die Hysterie.
Dafür ein Beispiel: Patient ist gestern „zusammengeknickt", das
„Kreuz, als ob es hinten zerbrochen wäre", „im Bauch zieht sich alles
wie Bänder zusammen", aber vorzugsweise rechts, und zwar längs des
Beckenknochens, der Leistengegend, Außenseite des Oberschenkels bis
zum Knie. Nach ein paar Tagen hat sich der Zustand gebessert, „aber
der Kopf baumelt" und „im Kniegelenk pumpt sich das Blut, zuckt hin

5. Ein Patient hat, während er schwitzend beim Umzug einen Schrank auf dem Rücken trug, „einen Einsprung im Kreuz" bekommen; er hat vor Schmerz kaum schlafen können („sobald er sich ruhte, zum Aufschreien"), klagt aber nach 2 Tagen, als er zu mir kommt, nur noch über Ziehen in der linken Unterbauchgegend und fürchtet, einen Leistenbruch zu haben.

Der Mann, Postbeamter, ist in 18 jähriger Dienstzeit keinen Tag krank gewesen, befindet sich jetzt sogar nicht einmal im Dienst, sondern auf Erholungsurlaub. Also von Neurasthenie kann keine Rede sein, obwohl ich einen Befund nicht, auch nicht am Leistenring erheben konnte, und auch nicht die geringste Schmerzhaftigkeit der langen Rückenmuskeln bestand. Es war ein schnell, spontan zurückgehender Fall von traumat. Lumbago im Gebiet des linken N. ilio-hypogastricus — eine Neuralgie!

6. Ein auch sonst rheumatisch disponierter und nervös erregbarer, aber nicht neurasthenischer Herr, passionierter Jäger, hat im Mai 1907 Lumbago und Schmerz im rechten N. cut. fem. lateralis gehabt; September 1908 das gleiche, nämlich Lumbago und Schmerz in der Inguinal- und Bauchgegend und Herpesbläschengruppe am rechten Trochanter; April 1909 ist er über einen rechtsseitigen Lumbagoschmerz, der ihn beim Kegeln ereilte, „ohnmächtig" geworden; Druckpunkt dicht oberhalb des Poupartbandes; April 1910 hat er dann in Karlsbad, welches er wegen einer leichten Trinkkur aufsuchte, beim Stiefelausziehen einen plötzlichen Schmerz in der Kreuzbeingegend bekommen, welche nach beiden Nates ausstrahlte; er wurde gleich in Karlsbad energisch massiert, klagt aber noch jetzt nach 9 Wochen über den gleichen Schmerz in der Kreuzgegend und macht beim Aufstehen und Sich niederlegen die kompliziertesten Manipulationen.

9. IV. 1910 Befund: Rechtsseitiger Ischiasdruckpunkt in den Nates; rechtsseitig fehlender Patellarreflex; am Kreuzbein nicht das geringste; normale Pupillenreaktion, kein Romberg, keine Sensibilitätsstörungen; er braucht eine geraume Zeit, sich niederzulegen, und bekommt dabei einen heftigen Krampf in der rechten Glutäalmuskulatur. Auch Exploratio per anum negativ.

---

und her, schmerzt aber nicht; wenn man mit der Hand heraufschlägt, ist es gut". — Druckpunkte waren nicht eindeutig; indessen ist der Verlauf des Schmerzes auf den Bahnen des rechten N. ilio-hypogastric. und N. femoralis gut angegeben und die Diagnose des Lumbago wohl berechtigt. Denn genau die gleiche Krankengeschichte habe ich von einem keineswegs nervösen Patienten notiert, welcher ebenfalls einen „Einsprung ins Kreuz" bekommen hat, dessen Schmerzen ebenfalls über die rechte Inguinalgegend („stechen so durch und durch"), aber nach dem Skrotum hinziehen und mit häufigem Urindrang verknüpft sind. Hier findet sich ein rechter Lumbal- und ein Abdominaldruckpunkt, etwas oberhalb der rechten Schenkelbeuge. Es ist also wieder der N. iliohypogastricus, möglicherlicherweise auch der N. ilio-inguinalis im Spiel.

23. V. Geht noch am Stock, rechtsseitiger Patellar-Reflex auch heute nicht (auch nicht bei Jendrassick) auszulösen. Bei Warmbädergebrauch 25. VI. gesund; beiderseitige Patellarreflexe! (also neuritische Lumb ago)

Den skizzierten 6 Fällen ist der unmittelbar nach dem Trauma oder erst später einsetzende heftige Lumbalschmerz, ferner die Behinderung in dem Gebrauch der Rückenmuskeln gemeinsam, obwohl das Trauma in der verschiedensten Weise auf die Lumbalgegend eingewirkt hatte, und ohne daß die Rückenmuskeln oder die Lumbodorsalfascie selbst irgendwie auffällig kontusioniert oder druckempfindlich erschienen wären. Dagegen strahlten die Schmerzen fast in allen Fällen nach gut charakterisierten Nervenbahnen aus, die auch durch Druckpunkte an typischen Stellen als solche zum Teil gekennzeichnet waren. In der Kreuzgegend bzw. in der Gegend der unteren Lendenwirbel konnten ebenfalls einige unscheinbare Druckpunkte konstatiert werden, welche nach ihrer Lage und in Betracht sonstiger Umstände für die R a m. posteriores der N. lumbalium bzw. deren kleine Verästelungen über der Fascia lumbodorsalis angesprochen werden mußten. Ein Fall wies dabei auf deutliche Beziehungen zum Plexus sacralis hin und war auch durch das vorübergehende Fehlen des rechtss. Patellar-Refl. merkwürdig; ein anderer schien Beziehungen zur Hysterie zu haben. Wenn aber diesen traumatischen Fällen, wie es den Anschein hatte, kein Muskelrheumatismus, sondern eine neuralgische Affektion zugrunde lag, so fragt es sich, wie man sich die Einwirkung des Traumas auf die Nerven und hier speziell auf die kleinen hinteren Lumbal-Nervenäste zu denken hätte. Sie könnten direkt durch das Trauma getroffen worden sein, oder sie könnten durch eine reflektorische heftige Muskelbewegung, welche das Trauma seinerseits auslöste, gereizt worden sein; oder es könnte durch das Trauma der spinale Nerv in einem oder mehreren benachbarten Wurzelgebieten gereizt worden sein, oder es könnte ein Reizzustand, bzw. eine rheumatische Affektion in einem Nerven oder in einer Wurzel bereits vorgelegen haben, zu welcher sich das Trauma zuaddierte. Das ist selbstverständlich alles hypothetisch gemeint, würde aber solche Fälle nicht schlechter, eher besser erklären als die myalgische Hypothese, welche doch hauptsächlich in dem Umstande ihre Stütze findet, daß die Kranken muskelsteif sind. M. E. halten die Patienten die Muskeln nicht steif, weil ihnen die Muskeln schmerzhaft sind, sondern weil die

geringste Bewegung der Rückenmuskeln die in die starke Rücken-
fascie eingezwängten kleinen Lumbalnerven reizt.

Eine traumatische Einwirkung auf die Lumbalgegend erscheint mir auch in denjenigen Fällen denkbar, in welchen der
Lumbago an eine bestimmte Muskelbewegung anschließt; meistens
hat sich der Kranke gebückt, um etwas vom Erdboden aufzu-
nehmen, oder er hat eine ungewohnte schwere Last aufheben
wollen. Das sind ja allbekannte Vorkommnisse, die erst recht mit
den Muskeln in Zusammenhang gebracht werden, weil sie sich
eben bei einer Muskelaktion ereigneten. Aber auch in den von mir
gesammelten Krankengeschichten dieser Art fehlen irgendwie ausgedehnte Muskelschmerzstellen; hingegen weisen sowohl die
häufig einseitige Lokalisation des Schmerzes sowie das Ausstrahlen in bekannte Nervenbahnen auf die Nerven als den
Ursprung des Lumbago hin, wie noch in diesem Beispiel:

Patient hat gestern beim Bücken plötzlichen Schmerz mitten
im Kreuz bekommen, fand nachts keinen Schlaf, ist jetzt steif, kann sich
nicht bücken; linkerseits „zieht es auch ins dicke Fleisch“, es bestehen
beiderseits sakrale Druckpunkte an der Stelle der „Grübchen“ (Spin. post.
sup. oss. ilii.). 8 Tage später zieht der Schmerz jetzt das linke Bein entlang
und zwar über Nates, Außenfläche des Oberschenkels nach der äußeren
Fläche der Wade, es finden sich jetzt außer den Kreuzdruckpunkten noch
solche an den Gesäßfalten des Oberschenkels und einer in der äußeren Wade.
Der Schmerz spielt also deutlich in den Plex. sacralis über, wahrscheinlich
auf dem Wege des Ischiadic.-Peroneus.

Am wichtigsten für die Beurteilung des Lumbago-Begriffs
sind nun diejenigen ebenfalls zahlreichen Fälle, wo nach Art der
Entstehung eine besondere Muskelaktion gar nicht stattgefunden
haben konnte; da bekommt eine Pat. vorm. 9 Uhr, als sie „ganz
still dasaß“ plötzlich den „Einsprung“, wie sie gleich hinzufügt,
„mehr links“. Links an der Medianlinie des Kreuzbeines war ein
ganz zirkumskripter eindeutiger Druckpunkt zu konstatieren.

Die Druckpunkte beim Lumbago sind also häufig auf dem
Kreuzbein, häufig etwa in der Höhe der Crista ilii post. nahe der
Mittellinie anzutreffen; wenn man mit den Händen die Cristae
ilii des Pat. von hinten umspannt, so daß die gespreizten Daumen
sich rechts und links der Medianlinie des Kreuzbeines möglichst
tief nach unten noch anlegen, dann bekommt man die empfindliche Stelle einseitig oder doppelseitig unter den Finger. Eine
andere Art der Fingerpalpation hat mir die etwas höher gelegenen

Druckpunkte dadurch zugänglich gemacht, daß ich den sitzenden Kranken etwas nach hinten überbog und mit Daumen und Zeigefinger der rechten Hand einen Druck jederseits von der Wirbelsäule, etwa in Höhe des IV. Lendenwirbels (Darmbeinlinie), ausführte; hierbei wird der M. erector trunci entspannt.

Aber in anderen Fällen war medianwärts ein Druckpunkt nicht anzutreffen; ich konnte einen solchen dann mitunter mehr lateral an der Crista ilii auffinden; er entspricht nach seiner Lage dem Verlauf der N. clunium superiores[1]) oder des Astes des N. ilio-hypogastricus, welcher sich hier über den Darmbeinkamm auf das Gefäß herüberschlägt.

Es bleiben aber noch immer Lumbagofälle übrig, wo man trotz sorgfältigen Absuchens eine eindeutige Druckempfindlichkeit an keiner Stelle findet. Da es sich hier wahrscheinlich oftmals um ganz kleine Nervenästchen handelt, so ist das auch nicht so sehr verwunderlich; ist man doch auch bei der viel klarer zutage legenden Interkostalneuralgie oftmals ganz allein auf die Angaben des Patienten über die Eigenart des Schmerzes angewiesen.

Noch auf einen Punkt ist aufmerksam zu machen, weil er ebenfalls für die neuralgische Herkunft des Lumbalschmerzes zu verwerten ist. Wie bei anderen Neuralgien, so geht nämlich auch beim Lumbago der eigentlichen Schmerzattacke bisweilen eine Art Stadium der relativen Latenz voraus. Die Kranken geben dann an, daß sie schon längere Zeit den Schmerz im Kreuz gefühlt haben, bis dann in einem Moment der eigentliche „Hexenschuß“ einsetzte. Bei näherem Zufragen ergibt sich ferner auch bisweilen, daß die Schmerzen zu einer bestimmten Tages- oder Nachtzeit spontan exazerbieren.

Die Therapie des Lumbago erfordert vor allem Bettruhe und Wärmeapplikation mittels des Thermophors oder auch nur eines Leinsamenkissens; als Volksmittel dient wie ich mehrfach gesehen habe, ein Säckchen mit angehitzten Kartoffelscheiben. Gegen die sehr heftigen Schmerzen ist ein Antineuralgikum, unter Umständen eine Morphiuminjektion nicht zu entbehren. Warme Bäder, im Hause genommen, schienen, sobald es erst besser geworden ist, ebenfalls gut zu tun; auch der schwache faradische

---

[1]) S. auch den hierher gehörigen Fall 3 auf Pag. 67.

Strom schien zu nützen. Das gleiche ist wohl von der Nervenpunkt-massage zu erwarten. Die so beliebten energischen Massage-behandlungen sind dagegen im Anfang nach meiner Erfahrung entschieden zu widerraten.

Alles in allem, so habe ich bei ehrlicher Prüfung meiner Krankengeschichten nicht einen überzeugenden Fall gefunden, in welchem die langen Rückenmuskeln oder deren Ursprung an der Fascia lumbodorsalis in größerer Ausdehnung, oder wo bestimmte Muskelansätze am Darmbeinkamm oder an den unteren Rippen sich schmerzhaft gezeigt hätten. Bleibt für meine Fälle also die Annahme bestehen, daß es neuralgische Affektionen der hinteren Lumbal- oder Sakralnerven selbst oder dieser und der vorderen Lumbalnerven oder auch der letzteren allein sind, unter Umständen auch Affektionen des XII. Thorakal- (bzw. Interkostal-)Nerven sein mögen, welche dem Lumbalschmerz zugrunde liegen, so bin ich doch andererseits weit entfernt, behaupten zu wollen, daß es, wie Francke erklärt, lediglich der IV. und V. Lumbalnerv sei. Es bleibt doch noch manches auf diesem Gebiete unklar und wird wohl erst in dem Maße geklärt werden, in welchem genauere Kenntnisse über das eigentliche Wesen der Neuralgie einerseits und der Myalgie anderer seits gewonnen werden.

IX. Neuralgien der Lumbal- und Sakral-Nerven.
(Besonders die Beinneuralgien des Lumbal- und Sakralplexus.)

Alle Autoren heben übereinstimmend die nahen Beziehungen zwischen Lumbago und Ischias hervor; man kann diese Ansicht wohl noch allgemeiner fassen und behaupten, daß alle neuralgischen Schmerzen an den Beinen in überwiegender Anzahl mit Schmerzen in der Kreuzgegend zusammenhängen ganz analog den Armschmerzen, welche, wie wir gesehen haben, meist in Verbindung mit Schulterschmerzen auftreten; das gilt ebenso für die dem Lumbalplexus angehörigen Nerven, den N. femoralis mit seinen Ausläufern, den Ilio-hypogastricus und Lumboinguinalis, wie für das eigentliche Nervengebiet des Ischiadicus.

Im ganzen habe ich 109 Beinneuralgien gezählt, von welchen ungefähr ein knappes Fünftel auf Nerven des Lumbalplexus entfällt. Einige der letzteren sind bereits in dem Kapitel Lumbago angeführt, deshalb hier nicht mitgezählt worden. Bei den nahen anatomischen Beziehungen, in welchen sich Lumbalnerven und Sakralnerven befinden, wird es leicht verständlich, daß die Nerven aus beiden Gruppen auch gleichzeitig von Schmerzen befallen werden können Daraus erklären sich dann die oftmals komplizierten Krankheitsbilder, deren anatomische Entwirrung so häufig im Stich läßt. So sehr man das im Interesse einer exakten Diagnose bedauern mag, so ist damit praktisch nicht viel versäumt und diejenigen Ärzte begehen kein Unrecht, welche von den Neuralgien des Beines schlechtweg als von der Ischias sprechen.

Auch bei den Beinneuralgien tritt uns neben der Mannigfaltigkeit des Krankheitsbildes wiederum die Verschiedenartigkeit des Krankheitsverlaufs vor Augen.

Von den Neuralgien des Lumbal plexus gelangen diejenigen des N. femoralis unter dem Namen der Crural- oder Femoral-Neuralgien am häufigsten zur Kenntnis des Arztes. Sie sind aus der Richtung des N. saphenus zu erkennen; wie dieser von der Leiste nach der Innenfläche des Oberschenkels und an dem inneren Knie entlang, längs der medialen Tibiakante abwärts zieht, so verlegen auch die Kranken ihren Schmerz in diese Bahn.

Die Schmerzen können oftmals sehr heftig sein und schlaflose Nächte bereiten; indessen habe ich länger dauernde Crural-Neuralgien niemals gesehen. Auch im Anschluß an Traumen, welche auf den Unterschenkel z. B. durch Sturz vom Rade, einwirkten, habe ich eine Saphenus-Neuralgie entstehen sehen, wobei ich mir der Abgrenzung derselben von einer Periphlebitis der Vena saphena wohl bewußt war; in einem anderen Falle, wo gleichzeitig ausgedehnte Sugillation am Unterschenkel, wenn auch ohne Schwellung vorlagen, war es mir zweifelhaft, ob ich die neuralgischen Schmerzen nicht trotzdem auf den N. saphenus beziehen sollte, da der Charakter des Schmerzes darauf hinwies.

Die Kranken mit Cruralneuralgie klagten am häufigsten über einen Knieschmerz, und zwar sowohl, daß sie „Reißen" oder „Stechen im Knie" — oftmals ganz plötzlich — verspürten, als auch daß sie im Knie „steif" waren oder beim Gehen „zusammenknickten"; manche präzisierten den Schmerz genau als am inneren Knie befindlich, andere sagten, es steche von der

Leistengegend bis zum Knie. Eine Patientin fügte hinzu, „daß der Schmerz nach dem Schienenbein ausstrahlte". Bei einigen war ein Druckpunkt an dem inneren unteren Rande der Kniescheibe, wo das Ästchen des Nerven herüberzieht, vorhanden, bei anderen befand er sich an der Innenfläche des Oberschenkels (N. saphenus oder die R. cut. anteriores des N. femoralis), wobei man auf eine Verwechselung mit der mir selbst nicht bekannt gewordenen Neuralgie des N. obturatorius gefaßt sein muß.

Fall 1. Ein 11 jähriges Kind klagte über Schmerz an der Wade und am Knie, und wachte regelmäßig gegen morgen über den Schmerz unter Weinen auf; die Mutter sagte, daß es morgens auch nicht auftreten könnte, es „knickt zusammen". Nachmittag 4 Uhr, als ich das Kind untersuchte, ist nicht das geringste wahrzunehmen, auch kein Waden- oder Kniedruckpunkt. 4 Tage später die gleichen Angaben der Mutter; ein Druckpunkt ist jetzt (uncharakteristisch) auf der Mitte der Tibia festzustellen. Das Kind erhielt einige Gaben Trigemin; schon nach dem dritten Pulver (a 0,3) ist alles gut und der Schmerz seither (nach 4 Jahren) nicht wieder aufgetreten.

Neuralgien des N. cutan femoris lateralis habe ich angenommen, wenn die Schmerzen in die Außenfläche des Oberschenkels verlegt wurden, und zwar meistens in die Gegend des Trochanter [1]). Hier konnten aber auch die hinteren Ästchen der ersten hinteren Lumbalnerven in Betracht gezogen werden, welche unter dem Namen des N. clunium superiores über den Darmbeinkamm und das Gesäß abwärts ziehen und bis zum Trochanter heranreichen.

Man wird, wie mir scheinen will, auf den N. cut. fem. lateralis hingewiesen, wenn außer den Schmerzen an der Außenfläche des Oberschenkels, sich Schmerzen im Leib finden.

Fall 2. Ein Dienstmädchen traf ich an mit den heftigsten „ziehenden" Schmerzen im Leib, die den Verdacht einer Appendicitis nahe legten. Am nächsten Tage strahlte der Schmerz nach der Außenfläche des linken Oberschenkels, nach dem Trochanter aus; für Appendicitis sprach klinisch auch sonst nichts; ausgesprochene Druckpunkte waren nicht vorhanden; nur aus dem Verlauf und dem Charakter des Schmerzes nahm ich die genannte Neuralgie an, aus welcher sich auch nachträglich nichts weiter entwickelte.

Ich würde demnach diagnostizieren:

---

[1]) Nach Salomonson ist diese Neuralgie durch einen konstanten Schmerzpunkt dicht unter der Spin. ant. oss. ilii charakterisiert.

1. Neuralgie des N. cut. fem. lateralis:
   Schmerz im Abdomen, Schmerz an der Außenfläche des
   Oberschenkels (am Trochanter).
2. Neuralgie der Nerv. clunium superiores:
   Lumbago und Schmerz, über das Gesäß nach dem
   Trochanter ziehend (Druckpunkt in der Gegend des
   Crista ilii zu suchen!).

Diese Lumbalneuralgien der N. N. clunium sup. sind von mir schon in dem Kapitel Lumbago erwähnt worden.

Von anderen Nerven des Lumbalplexus ist der Ilio-inguinalis durch seine Beziehungen zum Leistenkanal und Skrotum gut charakterisiert; ich sah einmal heftige Neuralgien dieses Nerven dem Spontanaustritt eines Leistenbruchs bei einem alten Herrn unmittelbar vorangehen. Der N. iliohypogastricus, der sich bald mehr wie ein Interkostalnerv, bald mehr wie ein Lumbalnerv äußert, wurde in den vorigen Kapiteln schon genugsam erwähnt.

Manche Schmerzkombination, z. B. die häufige wiederkehrende Klage der Neuralgiker, daß der Schmerz an der Außenfläche des Oberschenkels und gleichzeitig außen an der Wade vorhanden sei, lassen sich vielleicht am ehesten durch die radiculäre Hypothese (L_1—L_5) erklären.

Von den Nerven des **Sakraplexus** wird außer dem Ischiadikus wohl nur höchstens noch der N. cut. fem. post. von Bedeutung sein. Da beide Nerven ungefähr in der gleichen sagittalen Ebene liegen, so wird, wenn die Schmerzen vorzugsweise auf das Gesäß und die hintere Fläche des Oberschenkels beschränkt bleiben, eine Differential-Diagnose meistens nicht möglich sein; der Glutäalfalten-Druckpunkt der Ischias kann unter Umständen auch auf den oberflächlicheren N. cut. fem. post. bezogen werden.

Es ist in jedem Falle sehr auffällig, wie 2 Ischias-Krankengeschichten, welche genau den gleichen Anfang nehmen und das gleiche Symptomenbild darbieten, sich dann plötzlich darin ganz verschieden gestalten, daß das Leiden in dem einen Fall schnell vorübergeht, in dem anderen lange Zeit fortdauert; dann habe ich mich gefragt, ob hier nicht eine Verwechselung mit dem N. cut. fem. post. vorgelegen hat.

Fall 3. 27. Mai, Briefträger; hat „Einsprung im Kreuz", es „haut ein"; er kann sich nicht die Stiefel anziehen, sich nicht bücken; heute sind es 7 Tage her, da putzte er sich die Stiefel, als der Schmerz einsetzte; inzwischen hat er sich massieren lassen, wodurch es verschlechtert wurde. Wärme, Pyramidon.

2. Juni. Jetzt in die rechte Hüfte gezogen (bis zum Trochanter!); rechts „kribbelt und spickt" es, ebenso wenn er sich bewegt, und zwar längs des ganzen Beines; beim Gehen die Empfindung, als ob das Bein zu kurz ist. Senkt das rechte Becken nach abwärts (Entspannung); spannt bei Berührung die Glutäalmuskulatur in Bauchlage (nach Entspannung); es erscheinen ganz eindeutig: 1. Darmbeinkammdruckpunkt in der Richtung Darmbein-Trochanter (nicht weiter!); 2. typischer Ischiasdruckpunkt am Gesäß. Diagnose: Lumbago (= Lumbal-Neuralgie der N. clun. super.) und Ischias. 13. Juni; ohne eingreifende therapeutische Maßnahmen gesund; geht wieder zum Dienst; bleibt gesund. (Erst nach 2 Jahren wieder leichter Lumbago.)

Ich verfüge auch über 2 traumatische Fälle, bei welchen es ebenfalls zweifelhaft blieb, ob Ischias oder N. cutaneus femoris post. beteiligt waren.

Fall 4. 4 jähriger Junge, hinkt, hält das rechte Bein in Spitzfußstellung, springt auf dem linken vergnügt umher, klagt über das rechte Knie. Lediglich ein rechtsseitiger Ischiasdruckpunkt. — Bettruhe; Wärme. 6 Tage später alles gut (und seither noch weitere 4 Jahre gut geblieben); es wurde dann in Erfahrung gebracht, daß der Junge 14 Tage vor der Erkrankung vom Schaukelpferd auf die rechte Hüfte gefallen war, indessen erst 8 Tage danach zu hinken begann.

Fall 5. Ein Herr, hat sich nach einem vergnügten Diner abends zu Bett begeben wollen und beim Stiefelausziehen einen äußerst heftigen Schmerz an der Hinterfläche des Oberschenkels empfunden; die Nacht war gut, tags darauf nur bei bestimmten Bewegungen ein Schmerz im Bein, „daß er zusammenknickt". — Sehr kräftiger und nicht im geringsten wehleidiger Junggeselle, geht im Zimmer auf und ab, empfindet den Schmerz mit großer Regelmäßigkeit in dem Augenblick, in welchem er sich beim Gehen im Zimmer umwendet. Nicht die geringste Schwellung, Sugillation usw. Die dicke Beinmuskulatur läßt sich ohne jede Empfindlichkeit zwischen den Fingern zusammendrücken; eine nicht sehr starke, aber regelmäßige Druckempfindlichkeit ist dagegen an einer zirkumskripten Stelle in der Mitte des Oberschenkels genau median (N. cut. fem. post.) festzustellen. Ohne Behandlung in wenigen Tagen gut.

Ist das Bein auch weiter nach unten zu der Sitz des neuralgischen Schmerzes, so lassen sich die dem N. Peronaeus oder N. Tibialis angehörigen Schmerzanteile für die Diagnose der Ischias eindeutiger verwerten.

Es entspricht nun nicht meiner Absicht, auf die Diagnose der Ischias auch sonst hier weitläufig einzugehen; außer den Druckpunkten ist das Laseguesche Symptom wohl am konstantesten anzutreffen; man weist es wohl am einfachsten nach, indem man den Kranken mit nebeneinandergestellten Fußspitzen sich mit „durchgedrückten Knien" nach vorn beugen läßt. Der Kranke zuckt mit dem kranken Bein infolge des Spannungsschmerzes zusammen. Auch das Kernigsche Schmerz-Symptom, welches durch passive Streckung des Beins im Kniegelenk in der Rückenlage, bei im Hüftgelenk flektiertem Oberschenkel hervorgerufen wird, ist nichts weiter als ein Spannungsschmerz des Nerven und läßt sich einfacher eigentlich dadurch demonstrieren, daß man dem Kranken wie beim Lasègue das gestreckte Bein im Liegen passiv möglichst hoch anhebt (hüftwärts flektiert). Beide Symptome sind also im Grunde identisch. Auf das Bechterewsche Symptom [1]) habe ich nicht geachtet. Es soll für schwere Erkrankungen sprechen und in Folgendem bestehen: „Läßt man den Kranken das gesunde Bein ausstrecken, so vermag er das kranke fast gar nicht zu strecken — und umgekehrt." Auf die von Gara bei Ischias beobachtete Druckempfindlichkeit des V. Lendendornfortsatzes, welche überigens nach Raimist nicht pathognomonisch sein soll, ist von mir ebenfalls nicht geachtet worden. Auf das Fehlen von Patellar- und Achillessehnenreflexe habe ich häufiger geachtet, sie aber meistens nicht verändert gefunden; nur je einmal fehlten sie bei meinen Kranken, in sehr auffälliger Weise auf der erkrankten Seite, um nach der Wiederherstellung wiederzukehren.

Auch auf das subjektive Symptomenbild bei Ischias will ich hier nicht weiter eingehen. Die Schmerzen in Hüfte und Bein treten beim Stehen und bei der Bewegung des Beins (durch Nervenzerrung), beim Sitzen (durch direkten Nervendruck) und auch beim Liegen (durch Druck oder Zerrung, je nachdem Rückenlage, rechte oder linke Seite eingenommen wird) auf, so daß die Klagen der Kranken vollkommen zu Recht bestehen, wenn sie sagen, daß sie „nicht liegen, nicht stehen, nicht sitzen" können, oder wenn sie klagen, sie können „nicht auf der einen, nicht auf der anderen Seite liegen"; die Steigerung der Schmerzen beim Husten und Niesen, die Exazerbationen der Schmerzen zur Nachtzeit bilden auch bei der Ischias die Regel; das hat sie mit anderen Neuralgien gemeinsam. Differentialdiagnostisch sollen Erkran-

---

Neurolog. Zentralblatt 1907, Nr. 23, S. 1107.

kungen des Hüftgelenkes [1]) häufiger vorkommen, als gemeinhin angenommen wird, worauf die Autoren immer wieder hinweisen (Bruce, Petren).

Von erheblichem Interesse für den Neuralgiebegriff überhaupt, sind auch hier wieder die isolierten, in der Peripherie gelegenen Neuralgien, welche ich sowohl auf den Peronaeus als den Tibialis beziehen konnte. Hierfür einige Beispiele.

Fall 6. Ein Herr, welcher zu Neuralgien disponiert ist, liegt zu Bett mit rechtsseitigem Schmerz in der Kniekehle; daselbst befindet sich ein lebhafter Druckpunkt; — nach einer energischen Badeprozedur alles gut. Diagnose: Neuralgie des N. cut. surae medialis.

Fall 7. Junge Frau, zu Neuralgien disponiert, klagt über rechte Wadenspannung und Schmerz beim Auftreten in der Kniekehle; der Schmerz zieht nicht weiter nach oben! — Kniekehlendruckpunkt! — Nach wenigen Tagen (durch Warmhalten und „Tanzen") in Ordnung. Diagnose: Neuralgie N. cut. sur. medialis.

Fall 8. Junge Frau, zu Neuralgie disponiert, von normalem Wochenbett aufgestanden, klagt über stechenden Schmerz dicht unterhalb des äußeren Knöchels linkerseits; daselbst Druckpunkt des Nervus cut. dorsal. lateral. des Tibialis; sonst nichts; kein Ödem; in wenigen Tagen gut.

Weitere Beispiele für periphere lokalisierte Tibialis-neuralgien sind in dem Kapitel X enthalten; für den Peronaeus-Ast in der äußeren Wade stehen mir ebenfalls Krankengeschichten zu Gebot; ich lasse dieselben ebenfalls im Kapitel „Fußneuralgien" folgen.

Daß sich eine Ischias zuerst in den peripheren Ästen bemerkbar macht, und der Schmerz dann allmählich aufsteigen kann (aszendierende Form) im Gegensatz zu der Lumbago-Ischias (deszendierende Form), soll hier nur der Vollständigkeit wegen betont werden.

Die moderne Therapie der Ischias ist eine recht aktive geworden; Massagen, hydriatische Prozeduren, Heißluftkästen elektrische Lichtbäder, Radiotheraphie, Alkoholinjektionen, Eukain-Kochsalz und ähnliche Einspritzungen unter die Haut oder direkt in den Nerv, selbst in den Sakralkanal (Cathelin-Sicard) [2]) sind

---

[1]) Über die Differentialdiagnose beider Zustände ist in dem Januarheft der Med. Klin. 1911 von Bing referiert.

[2]) Über die Technik dieser epiduralen Injektionen (mit 1 % Kokain- oder 4 % Stovainlösung oder bloß mit physiolog. Kochsalzlösung) berichtet Salomonson ausführlich.

heutzutage am gebräuchlichsten. Vergleichende Statistiken über die Wirksamkeit der einzelnen therapeutischen Maßnahmen aufzustellen, wäre aber ganz müßig, weil auch beim bloßen Zuwarten ein Ischiasfall anders verläuft als der andere.

Ich habe Ischiasfälle gesehen, welche in 14 Tagen bei Bettruhe und Warmhalten und dem Gebrauch von antineuralgischen Mitteln vollständig oder bis auf kleine Reste symptomlos wurden. Wenn demnach unter anderen Fürstenberg und Klug aus dem Briegerschen Institut berichten, daß sie mit wechselwarmer Duschenmassage nebst nachfolgenden Bewegungsbädern [1]) durchschnittlich in 6—8 Wochen, und zwar ebenfalls nur bei 85 % der Kranken, Heilung erzielt haben, so müssen die von ihnen behandelten Fälle durchweg schwere Ischiasfälle gewesen sein. Eigene Beobachtungen über die Wirksamkeit der verschiedenen physikalischen Behandlungsmethoden stehen mir nicht zur Seite; denn die Massagen, welche ich bei meinen Patienten durch Masseure, die Badeprozeduren, welche ich in öffentlichen Badeanstalten oder zu Hause, zwar nach meinen Angaben, aber nicht unter meiner Leitung ausführen ließ, sind für ein eigenes Urteil in dieser Frage nicht verwertbar, da es hier überall mehr auf das wie als auf das Was ankommt. Vor mehreren Jahren hat mir selbst ein Masseur in Wiesbaden durch energische Massage eines Nervendruckpunktes in der Glutäalfalte in 10 Tagen eine Ischias fortmassiert, an welcher sich andere Masseure bis dahin Wochen hindurch ohne Erfolg versucht hatten. Freilich kamen dabei auch die Wiesbadener Bäder mit in Betracht, wie ich auch von bloßen Warmbädern im Hause oft genug gute Erfolge gesehen habe. Zur Beseitigung der Schmerzen nützten meinen Kranken Heißwasser-Kompressen auf die Glutäalgegend zur Nacht, heiße Duschen, dreiste Gaben von Pyramidon 1 g, Phenacetin 1 g, oder Aspirin 1 g; schließlich sah ich auch bei zwei Kranken, welchen ich nach der Angabe von Franke je 2 ccm 60 proz. Alkohol subkutan eingespritzt hatte, eine gute Schmerzstillung, nach einer zweiten Injektion auch eine dauernde Herabminderung der Beinschmerzen eintreten.

---

[1]) S. pag. 23.

X. Neuralgien am Fuß.

(Einschließlich Talalgie s. Calcanealgie. Mortonsche Krankheit. Schmerzen am Fußrücken.)

Es soll hier nicht von denjenigen Schmerzen am Fuß die Rede sein, welche wie bei den akuten entzündlichen oder den rheumatischen oder gichtischen Prozessen oder bei den Periostitiden gut diagnostizierbaren Krankheitsbildern entsprechen, auch nicht von den charakteristischen Plattfußschmerzen am innern bzw. auch am äußern Knöchel, sondern von denjenigen Schmerzen am Fuß, welche sich hauptsächlich durch den Schmerz ohne irgend einen oder wenigstens einen erheblichen, keinesfalls eindeutigen Befund auszeichnen. In den Lehrbüchern pflegen diese Fußschmerzen unter der Bezeichnung des Hackenschmerzes (= Talalgie, besser wohl Calcanealgie) oder der Mortonschen Krankheit (= Metatarsalgie — im IV. Metatarso-Phalangealgelenk) aufgeführt und dem Kapitel Neuralgie angegliedert zu werden. Ausführlichen Darstellungen über diese Leiden am Fuß begegnet man in den Lehrbüchern nirgends; gewöhnlich werden sie mit ein paar Zeilen abgetan, aus welchen deutlich herauszulesen ist, daß sich dieses Gebiet noch in der Kontroverse befindet. Auch in der Literatur der letzten Jahrgänge habe ich nur 2 ausführlichere Aufsätze über den Fuß-, speziell den Hackenschmerz entdeckt; beide rühren von Chirurgen her; der eine derselben (Francke) reiht die Mehrzahl seiner zahlreich beobachteten Fälle den „neuritischen Prozessen“ ein, wobei er ausdrücklich auf die Fehldiagnosen hinweist, welche hierbei unterzulaufen pflegen, besonders auf die Verwechselungen mit dem Plattfuß; der andere (König) glaubt seine 8 beobachteten Fälle durchweg auf Schleimbeutelerkrankungen oder Exostosen am Calcaneus zurückführen zu sollen; dementsprechend wünscht der eine eine innere, der andere eine chirurgische Behandlung. In der täglichen Praxis begegnet man solchen Fällen von Hackenschmerz ebenfalls nicht selten; aber nicht nur Schmerzen in der Hacke, sondern auch auf dem Fußblatt sind mir in größerer Anzahl begegnet, ohne daß ein erkennbarer Krankheitsprozeß oder ein Stiefeldruck oder sonst etwas Greifbares dem Schmerz zugrunde lag; ein Teil meiner Kranken hat sich auch anderen Ärzten, besonders Chirurgen vorgestellt, meistens mit dem Resultat, daß sie auf Plattfuß behandelt wurden, und die Schmerzen die gleichen blieben.

Bei dem kleineren Teil meiner Fälle bestand tatsächlich geringer Plattfuß; aber was mir von vornherein auffällig war, der Plattfuß bestand stets auf beiden Seiten, während die Fußschmerzen ohne Ausnahme immer nur einseitig auftraten. Am allerhäufigsten traten die Schmerzen beim Auftreten am Fuß hervor; bei einem Teil der Kranken, wenn sie mit dem Hacken auftraten, bei anderen dagegen, wenn sie mit der Spitze des Fußes auftraten; so suchten die einen die Ferse zu entlasten und nahmen Spitzfußstellung ein, die anderen machten es gerade umgekehrt. Aber auch ohne daß die Patienten den Fuß benutzten, wurde von manchen über „stechende" Schmerzen geklagt, was sie mir dann von vornherein für Neuralgie verdächtig machte.

Bei der weiteren Analyse meiner Fälle konnte ich dann auch ausnahmslos Druckpunkte feststellen, welche auf ganz bestimmte Nerven am Fuß bezogen werden konnten; und zwar waren beim Hackenschmerz ausschließlich die Nervenbahnen des N. tibialis zu verfolgen, bei dem Schmerz am Fußrücken an der lateralen Fläche ebenfalls meistens der N. cut. dorsal. lateralis des N. tibialis, bei dem Schmerz an der medialen Fläche des Fußrückens das periphere Ästchen des N. peronaeus profundus; in der Gegend ungefähr des IV. Metatarsus dagegen das Ästchen des N. peronaeus superficialis (= N. cut. dorsal. intermedius). Wenn die Schmerzen an der lateralen Seite der Wade in die Höhe gingen, so war auch meist der gleiche N. peronaeus superfic. beteiligt; da aber Peronaeus und Tibialis auf dem lateralen Abschnitt des Fußrückens eine Anastomose eingehen. so blieb die Schmerzleitung auch unbestimmt.

Bei einigen meiner Kranken hatte eine traumatische Veranlassung vorgelegen, ein Überknicken des Fußes, ein Sprung, ein Stoß; bei anderen fehlte jede Ätiologie, oder die Füße waren abgekühlt gewesen; bei einigen Patienten bestand Korpulenz, so daß die Füße unverhältnismäßig belastet erschienen. Allgemeine Erkrankungen waren dagegen bei keinem einzigen Kranken vorhanden; alle hatten normale Reflexe, keiner hatte Sensibilitätsstörungen. Der Verlauf gestaltete sich bei manchem Patienten

außerordentlich hartnäckig; bei anderen gingen die Schmerzen
überraschend schnell unter Wärme und antineuralgischen Mitteln
vorüber.

Bei genauerer Durchsicht meiner Fälle, die in den verschiedensten Jahren und ganz unabhängig voneinander gesammelt
wurden, zeigte sich mir eine derartige Übereinstimmung der
Symptome und des Verlaufs, daß ich nicht anstehe, nach dem
Vorgange Franckes in allen meinen Fällen peripher lokalisirte
Neuralgien der N. tibialis und peronaeus anzunehmen.

Die Krankengeschichten sind zum Teil interessant, so daß
ich hier einige folgen lasse.

Fall 1. Herr, nicht gichtisch, kein Neurastheniker, immer gesund
gewesen, guter Fußgänger — hat im Anschluß an eine Wanderpartie im
Riesengebirge 1908 Schmerz in der rechten Hacke, und zwar an der inneren
Seite der Hacke, wie er hinzufügt, bekommen, welcher sich stets beim
Auftreten (sonst nicht!) bemerkbar macht.

Befund: Kein Plattfuß, für den Daumen zugänglicher Druckpunkt
unterhalb des Malleol. int. an der medianen Fläche des Calcaneus, entsprechend den Ram. calcan. medial. des N. tibialis. — Nach fünfmaliger
Vibrationsmassage gut (Nov. 1908). 4 Wochen später: die gleichen Klagen,
nur daß der Schmerz jetzt an die äußere Hackenseite verlegt wird. Die
Druckempfindlichkeit entspricht genau der Lage des N. cut. dorsal.
lateral. des N. tibialis.

1910, 2 Jahre später: die gleichen Klagen, dieses Mal über den
linken Fuß. Schmerz ebenfalls nur beim Auftreten (nicht spontan!).

Befund: der linke Fuß ist schlecht gepflegt; es bestehen Leichdorne
und Schwielen unter dem Mittelballen, so daß möglicherweise der Hacken
verhältnismäßig zu stark belastet wird. Druckpunkt wiederum nicht etwa an
der unteren Fläche des Calcaneus, auch nicht an dem medialen Hackenabschnitt, sondern etwas hinter dem Malleol. int., entsprechend dem N. tibinlis
daselbst oder den Abzweigungen desselben in die Ram. calcan. med.;
drückt man auf die empfindliche Stelle, so zuckt er zusammen. — Während
eines zirkulären Gipsverbandes befindet er sich ohne Schmerzen; kaum ist
der Verband entfernt, so ist der Schmerz beim Auftreten wieder da. Schließlich ist Patient an einer Pneumonie erkrankt, wegen welcher er lange Zeit
zu Bett lag; er hat dann über den Fußschmerz nicht wieder geklagt.

Diesem hartnäckigen Falle von Fersenneuralgie reiht sich ein
mehr gutartiges Beispiel an, in welchem der Schmerz zu Anfang
mehr als Fußsohlenschmerz, dann als Hackenschmerz imponierte.

Fall 2. Patient mit Hohlfuß, klagt über Schmerz am rechten Fuß,
und zwar beginne der Schmerz vor dem inneren Knöchel und ziehe längs
des inneren Fußrandes nach vorn, mitunter „stechend". — Malleol.- int.-
Gegend nicht eigentlich ödematös, aber doch leicht geschwollen; sämtliche

Fußgelenke frei beweglich. Ein Druckpunkt in der Richtung des N. plantaris medialis zu verfolgen. — (3 Wochen später.) Schmerz jetzt vorzugsweise auf den rechten Hacken bezogen, strahlt aber noch längs der Fußsohle nach vorn; erheblicher medialer Hackendruckpunkt. Nach Stiefelkorrektur alles gut (post oder propter?).

Fall 3. Herr, ausgesprochen neuralgisch, sonst keineswegs als nervös anzusehen. Hat seit den letzten 10 Jahren bei geringfügigen Erkältungen mit typischen, aber im ganzen leichteren Frontal-, Fuß-, Interkostal- und Armneuralgien reagiert. Zudem habe ich bei dem Patienten bei einer ganz gewöhnlichen Erkältung zweimal ein erhebliches einseitiges Stimmbandödem (durch Kafemann kontrolliert!), und einmal im Dezember 1907, wohl ebenfalls nach Erkältung ein vasoneurotisches Ödem des linken Fußrückens (kein Erysipel, auch keine Phlegmone, also eine exquisite neurologische Seltenheit!) auftreten sehen, dem eine Fußneuralgie nachfolgte.

Sucht im Juli 1908 ein bekanntes Sanatorium zwecks Abhärtung auf, ist von der Kur sehr entzückt, kehrt auch abgehärtet zurück, klagte aber schon in dem Sanatorium und jetzt (Ende August 1908) über erhebliche Beschwerden am linken Hacken, welche er auf das Tragen der ihm ungewohnten Sandalen im Sanatorium zurückführt. — Plattfuß beiderseits. Orthopädischer Chirurg: Plattfußeinlage; (Dezember 1908) Schmerz nach wie vor nur beim Auftreten, im übrigen wechselvoll, bleibt auf den linken Fuß beschränkt (obwohl der rechte auch in der gleichen Weise abgeplattet erscheint). Druckpunkt unterhalb des Malleol. int. am Caleaneus, ein wenig nach hinten zu, gegen die Achillessehne hin, entsprechend der Abgangstelle der R. calcan. med. N. tibialis; der Calcaneus selbst ist nicht schmerzhaft; ein zweiter Chirurg gipst den Fuß in Pronationsstellung ein. — Januar 1909 Fuß freigegeben; neue Plattfußeinlage; paßt nicht. Zandern; Heißluft; immer das gleiche; (April 1909) ein dritter orthopädischer Chirurg macht neue Plattfußeinlagen, setzt Heißluft usw. fort. Juni bis Juli 1909: Gasteiner Kur. Mai 1910: Der Schmerz noch immer bemerkbar, bleibt mitunter fort, setzt dann wiederum paroxysmenweise mit solcher Heftigkeit ein, daß er beim Gehen kaum weiter kommt. Schmerzpunkt wie Dezember 1908; orthopädische Behandlung fortgesetzt; mit Rücksicht auf Luesanamnese auch Wassermann (Scholtz), negativ. Juli 1910 Kissinger Badekur; im Anschluß daran hat er im Salzkammergut ganz beträchtliche Marschleistungen gehabt, ist auf dem Watzmann gewesen, ohne jede Beschwerden am Fuß. Trägt gegenwärtig noch die Plattfußeinlagen, ist aber keineswegs dauernd schmerzfrei.

Über gleiche Tibialisschmerzen, im Anschluß an ein Trauma, klagte ein Herr mit folgender Krankengeschichte:

Fall 4. 6. Juni. Rechtes Schienbein erheblich kontusioniert, ausgedehnte Sugillationen; geht bald, zwar noch mit Schwellung an der Tibia (Periostitis?), aber ohne Beschwerden umher, klagt dann erst 2. Juli, nicht über einen Schmerz am Schienbein, wo man ihn erwartet hätte, sondern über einen Fersenschmerz, und zwar hinter dem Malleol. int. gelegen. Hier Druckpunkt, dem Endpunkt des Nerv. tibialis (Rami. calcan. medial.)

entsprechend. (15. VII.) Die Beschwerden bestehen fort, hauptsächlich beim Auftreten und abends.

Fall 5. Bei einem andern Herrn war genau der gleiche Verlauf, nur daß das Trauma hier infolge Umknickens am Malleol. internus selbst einsetzte (eine kleine Längsfissur war röntgographisch nur gerade sichtbar); erst 4 Wochen später wurden „spickende" Schmerzen hinter dem Malleol. int. und weiter wadenaufwärts bemerkbar. Calcanealgie (= Neuralgie des Rami. calcan. medial. N. tibialis).

Von weiteren 7 Fällen dieser Art skizziere ich noch die folgenden:

Fall 6. Eine Mamsell, korpulent, hatte lediglich rechtsseitigen Calcaneusschmerz vom „vielen Stehen", so daß sie mit der Fußspitze auftrat. — Kein anderer lokaler oder allgemeiner Krankheitsbefund als medialer Calcaneusdruckpunkt (N. tibialis).

Fall 7. Bei einem 18 jährigen Fräulein, welches ebenfalls vor Schmerz in der rechten Hacke den rechten Fuß in Spitzfußstellung hielt, war ein eindeutiger Druckpunkt nicht zu erheben; aber je 1 g Aspirin am Abend beseitigt den Schmerz in wenigen Tagen.

Fall 8. Ein anderer Herr, Landwirt, korpulent, hatte viele Monate unter Schmerzen in der rechten Hacke beim Auftreten mit medialem Calcaneusdruckpunkt zu leiden; die Schmerzen wurden auch nachts als „stechend" empfunden.

Fall 9. Patientin, 48 Jahre alt, klagt über rechtsseitigen Hackenschmerz mit den Empfindungen des „Stechens, Spickens, Taubseins"! Kann manche Nacht vor Schmerzen im Fuß nicht schlafen; auch beim Auftreten „spickt es". — Kein Plattfuß, keine Sensibilitätsstörungen, normale Reflexe; keine andere Krankheit, lediglich Calcaneusdruckpunkt an der medialen Fläche. Neuralgie N. tibialis. Ram. calcan. med.

Ich führe nun Beispiele für periphere Peronaeus-Neuralgien an.

Eine besonders lehrreiche Krankengeschichte bietet folgender Fall:

Fall 10. Junger Oberlehrer, mir seit Kindheit bekannt, ein wenig, aber nicht auffällig nervös, ohne besondere Krankheitsanamnese.

22. April 1907. Schmerz im linken Fuß, auf dem Blatt beim Auftreten (und zwar beim Emporheben des Hackens). Eine druckempfindliche Stelle auf dem Fußblatt im Interosseum zwischen erster und zweiter Zehe entspricht genau dem Durchtritt des N. peronaeus profund. durch die Fascie. Wärme, Chinin. (29. April.) Hat sich noch weiter mit Schmerz herum geschleppt. Temperatur inzwischen gemessen stets unter 37. — Heute zeigt sich eine diffuse dorsale Ödematisierung im Bereich der Mittelfußzehengelenke II—IV; in dieser Linie befindet sich ein eindeutiger Druckpunkt im zweiten Zeheninterosseum (auf dem Ästchen des N. peronaeus superficialis); da aktive und passive Beweglichkeit sämtlicher kleinen Fuß- und Zehengelenke ungehindert und nicht im geringsten schmerzhaft

ist, auch kein Sehnenscheidenknarren vorhanden ist, so wird die Schwellung am Dorsum als tropho-neurotische Erscheinung angesprochen (Zehen-verästelungen des N. peron. superficialis). 30. April. Kann die Zehen doch nicht recht plantarwärts flektieren (wegen Spannung der Hautnerven am Dorsum?), hat das ,,Gefühl, als wenn die Sehnen zu kurz wären"! Geht auf dem Hacken.

(2. Mai.) Bei Bettruhe ist die Schwellung am Fußrücken etwas zurückgegangen, aber es besteht noch das spannende Gefühl und ein Druck-punkt auf dem Fußblatt ungefähr in der proximalen Verlängerung des zweiten Zeheninterosseums (N. peron. superficialis). Gelenke selbst gänz-lich unempfindlich; kein Plattfuß usw.

(4. Mai.) Schwellung überhaupt nicht vorhanden; aber die Zehen noch in leicht dorsal flektierter Haltung (Krallenstellung). — Chirurg: Röntgen negativ, erklärt den Zustand für sogen. ,,Hammerzehen", proponiert Zehenkorrektur im Gipsverband, wozu sich Patient zunächst nicht ent-schließen kann.

(17. Mai.) Patient hat einen großen Schulausflug in die Elbinger Gegend mitgemacht (1. Juni). Zustand spontan fast gut; keine Schwellung; keine Druckempfindlichkeit. Zehen berühren jetzt normal den Fußboden. Ist bis heute beschwerdenfrei geblieben.

Ganz wie eine Neuralgie setzte der Fußschmerz in folgendem Beispiel ein:

Fall 11. Frau, 50 Jahre, seit 20 Jahren bekannt und gesund, nicht nervös, (5. Oktober) empfindet beim Aufstehen von der Näharbeit äußerst heftigen Schmerz auf dem rechten Fußblatt, so daß sie sogleich zu Bett geht. Unmittelbar darauf: kein Plattfuß, keine Schwellung, kein Sehnenknarren, aber lebhafte oberflächliche Druckempfindlichkeit an einzelnen Stellen des Mittelfußes, als welche am ausgesprochensten er-scheinen Punkte, welche in die proximale Verlängerung des II und des IV. Interosseums fallen. Am nächsten Tage (6. X.) nach Pyramidon, Bett-ruhe und Wärme keine Beschwerden, nur noch ganz geringe Druck-empfindlichkeit vorhanden. Steht auf (bis heute, 3 Jahre später, gesund). Diagnose: Periphere Peronaeus-Neuralgie der Fußrückenästchen infolge von kalten Füßen (Herbst!).

Interessant sind auch die folgenden Krankengeschichten:

Fall 12. 13 jähriger Junge, seit seiner Geburt bekannt und im wesentlichen gesund, nicht nervös, forscher Reiter; hat schon in den Jahren vorher über gelegentlichen Schmerz über den Fuß geklagt, (1905) im An-schluß an ein Trauma, (1906) wie Mortonsche Krankheit, d. h. morgend-liches Hinken und Druckschmerz an der Basis metatars. IV linkerseits. (30. August 1906) im Anschluß an Sprungturnen ist er über einen Schmerz auf dem linken Fußrücken erst in der Nacht aufgewacht. Kein Platt-fuß; keine Funktionsstörung. Druckpunkt auf dem Fußrücken an einer Stelle, welche in der proximalen Verlängerung des Metatars. IV gelegen ist; einige Tage später bei Chinin und Bettruhe gut. Diagnose: Neuralgie des N. peronaeus superficialis ramus intermedius. (27. Oktober

1907) genau der gleiche Schmerz und der gleiche Befund; nur daß ein Trauma nicht vorangegangen war; Trigemin beseitigt sofort den Schmerz (bis jetzt dauernd).

Fall 13. Fräulein, hat sich vor einigen Jahren eine Sehnenzerrung am rechten Fuß zugezogen; seit jener Zeit „spürt sie den Fuß"; klagt im Februar über Schmerzen, welche an der Außenseite des Fußes und Unterschenkels bis zum Knie aufwärts ziehen. Nichts festzustellen bis auf einen Druckpunkt auf dem Fußrücken in proximaler Verlängerung des Metatarsus IV. — Diagnose: Neuralgie des Nerv. peronaeus (R. cut. dorsal. intermed.). Chirurgische Klinik: Röntgen negativ; Plattfuß! (Der linke Fuß erscheint indessen noch mehr abgeplattet.) Nach Einlagen und Gymnastik Befund im April der gleiche. Es besteht lediglich ein Druckpunkt am Fußrücken, ungefähr in der Gegend der Basis des Metatarsus IV und weiter proximalwärts. Neuralgiediagnose bleibt bestehen (Mortonsche Krankheit!).

Fall 14. Patient 20 jährig; hat (im Dezember!) ohne Veranlassung Schmerz beim Auftreten auf dem Fußrücken; bezeichnet selbst als schmerzhafte Stelle den Mittelfuß in der proximalen Verlängerung des II. Interosseums. Hier leichte Schwellung und ein sehr empfindlicher Druckpunkt, schon bei bloßem Darüberstreichen. Alle Bewegungen aktiv und passiv ohne Schmerz ausführbar; dagegen leichter Plattfuß. — Bei Bettruhe und Wärme in einigen Tagen vorüber. Diagnose: Neuralgie Nerv. digit. communis oder Nerv. peronaeus profundus? (welcher jedoch manchmal mehr in der Richtung des I. Interosseums verläuft).

Ähnlich lauten 5 weitere Krankengeschichten.

Bei zweien der für Peronaeus-Neuralgie angeführten Beispiele bestand leichte Schwellung am Fußrücken in der Gegend der Druckpunkte; es war naheliegend, hierbei an tropho-neurotische Vorgänge zu denken.

XI. Achillodynie. Coccygodynie.

Den Neuralgien pflegen die unter dem Namen der Achillodynie und Coccygodynie bekannten Schmerzen an der Achillessehne bzw. am Steißbein angereiht zu werden. Die wenigen Beobachtungen, über welche ich verfüge, lasse ich deshalb der Vollständigkeit halber hier folgen.

1. Achillodynie.

Klagen der Kranken über Schmerz an der Achillessehne wurden in meinen 4 Fällen durchweg mit Überanstrengung der Wadenmuskulatur in Zusammenhang gebracht; drei derselben waren als Postboten einer habituellen Überanstrengung ausgesetzt gewesen. Bei keinem der Pat. bestand Gonorrhöe. Bei allen ging der Schmerzzustand bei Ruhe und antiphlogistischen Maßnahmen (Prießnitz, Jodtinktur) in kurzer Zeit vorüber. Eine Lokalisation des Schmerzes in bestimmten Nervenbahnen konnte bei keinem der Pat. angenommen werden; dagegen wiesen alle 4 Fälle darauf hin, daß die Achillessehne selbst, teils an ihrer Ansatzstelle (Bursitis subachillea), teils in ihrem Verlauf (Tendovaginitis achillea), teils an ihrem Ursprung am Wadenmuskel, der Sitz des Schmerzes und der Ausdruck einer entzündlichen Erkrankung war.

Fall 1. Patient hat nach forcierten Spaziergängen Schmerz in der linken Achillessehne bekommen, welche zu Anfang auch angeschwollen gewesen sein soll. — Es besteht eine leichte Druckempfindlichkeit am unteren Abschnitt der Tendo achillis bei seitlichem Zusammendrücken; kein Sehnenscheidenknarren.

Fall 2. Postbote, zeigt deutliche Schwellung an der Ansatzstelle der linken Achillessehne am Hacken, mit praller Spannung und Druckempfindlichkeit. Beuge- und Streckbewegung schmerzhaft. Kein Stiefeldruck.

Fall 3. Postbote, ist 31 km im Schnee gegangen, klagt über Schmerz in der rechten Achillessehne, welcher sich allmählich in 14 Tagen herausgebildet hat, gleichzeitig mit einem Schmerz unterhalb des inneren Knöchels. Es besteht 1. Verdickung (Verbreiterung) der Achillessehne in ihrer ganzen Länge, 2. ebendaselbst — in ganzer Länge — lebhafte Druckempfindlichkeit der Sehne bei seitlichem Zusammendrücken, 3. ausgesprochenes oberflächliches Reibegeräusch an der Achillessehne, wenn man mit den Fingern darüber hingleitet. — Der Kranke in Bauchlage! — Dagegen kein Sehnenscheidenknarren bei Flexionsbewegungen des Fusses.

Fall 4. Postbote; Schmerz in der rechten Wade, am Übergang des Muskels nach der Achillessehne; kann nicht auftreten; klagt auch über „stechende Schmerzen" in der linken Hüfte, so daß er sich für rheumatisch hält; — aktive Bewegungen des Fußes schmerzhaft; ebenfalls seitliches Zusammendrücken der Wadenmuskulatur (also Myalgie?).

2. Coccygodynie.

Ich verfüge über 2 derartige Fälle; bei dem einen jugendlichen Patienten war das Steißbein selbst an der Spitze äußerst druckempfindlich; der Schmerz konnte schon durch eine Gabe Trigemin beseitigt werden. Bei der anderen Pat. schien der Schmerz einer bestimmten Nervenlokalisation zu entsprechen. Die Krankengeschichte war die folgende:

Patientin ist vor einiger Zeit auf den „Steißknochen" gefallen; hat

aber den Schmerz erst jetzt, bei Gelegenheit einer Angina follicularis bekommen; sie fiebert, zeigt die charakteristischen Erscheinungen der follikul.
Angina; keine Albuminurie.   Das Steißbein ist an keiner Stelle druckempfindlich und auch bimanuell gänzlich ohne Schmerz beweglich.   Dagegen findet sich links lateralwärts am unteren Abschnitt des Kreuzbeins,
da wo der Austritt der Nerv. ano-coccygei erfolgt, ein zirkumskripter
Druckschmerz.

In einem anderen Falle konnte eine Coccygodynie leicht vorgetäuscht
werden, durch das Bestehen eines periproktitischen Abscesses
an der hinteren Wand des Rektums.   Die Druckempfindlichkeit von
außen befand sich hier unterhalb der Spitze des Steißbeins; im übrigen
schaffte die rektale Untersuchung sofort die nötige Klarheit.

XII. Literatur.

Albu, A.: Über Mastdarmneuralgie.   Berliner Klin. Wochenschr. 1907,
S. 1648. Ref. im Jahresb. f. N. und Psych. 1907.

Alexander, W.: Behandlung der Neuralgien mit Alkoholinjektionen.
Berliner Klin. Wochenschr. 1908, Nr. 48.

— Behandlung von Neuralgien, besonders des Gesichts, mit Alkoholinjektionen. Berliner Klin. Wochenschr. 1909, Nr. 50. Ref. in Deutsche
Med. Wochenschr. 1910, S. 1979.

Aschaffenburg: Psychasthenische Zustände.   Lehrbuch der Nervenkrankheiten von Curschmann.   Berlin 1909.   Julius Springer.

Bardenheuer: Das Wesen und die Behandlung der Neuralgien.   Grenz-
gebiete der Medizin.   Jena 1908.   Ref. im Jahresb. f. N. und Psych.
1908.

Bernhardt: Die Erkrankungen der peripheren Nerven. 2. Aufl.   Wien
1904.

Bing: Einige Arbeiten über Neuralgie.   Sammelreferat.   Med. Klin.
1909.

Bolten, G. C.: Over neuritis ascendens.   Nederl. Tydschr. v. Genesk. II,
9, 1309. Ref. im Jahresb. 1908.

Bosany, Béla: Bemerkungen zur Diagnose und Therapie der Ischias.
Budapesti Oroosi Hysag 1907, Nr. 9.   Ref. im Jahresb. f. N. und
Psych. 1907.

Bruce, W.: The relations between Sciatica and disease of the hipjoint.
The Practitioner 1908.   Ref. im Jahresb. f. N. und Psych. 1908.

Bum, Anton: Perineurale Infiltrationstherapie der Ischias.   Med. Klin.
1909.

Cisler, Josef: Occipital-Neuralgie und ihre Beziehungen zu Affektionen
des Larynx. Revue d. Neurologie.   Nr. 4 (1907).   Ref. im Jahresb.
f. N. und Psych. 1907.

Colley: Bursitis subdeltoidea.   (Bergmann.) Bruns 1903, IV.

Cornelius, A.: Die Nervenpunktlehre.   Leipzig 1909.

Curschmann, H.: Lehrbuch der Nervenkrankheiten. Berlin 1909. Julius Springer.

Ebstein, W.: Über intestinale Körperschmerzen. Münchner Med. Wochenschr. 1909, S. 2406. Ref. im Jahresb. f. N. und Psych. 1909.

Edinger, L.: Die Aufbrauchkrankheiten des Nervensystems. Deutsche Med. Wochenschr. 1904—1905.

— Der Anteil der Funktion an der Entstehung der Nervenkrankheiten. Wiesbaden 1908.

— Bau und Verrichtungen des Nervensystems. Leipzig 1909.

Ehrhardt, O.: Über einige seltene Schleimbeutelerkrankungen. Arch. für klin. Chirurgie, Bd. 60, S. 870.

Erben, S.: Über die Neurosen nach Unfällen. Med. Klin. 1910, S. 1245.

— Zur Differentialdiagnose der peripherischen Ischias. Neurolog. Zentralblatt 1908, S. 441. Ref. im Jahresb. f. N. und Psych. 1908.

Finkelnburg: Experimentelle Untersuchungen über den Einfluß von Alkoholinjektionen auf periphere Nerven. Deutsche Med. Wochenschr. 1907, S. 1665.

Fischler: Münchner Med. Wochenschr. 1907, S. 1569.

Francke, K.: Die Neuralgien, ihre Diagnose und ihre Heilung. Würzburg 1910.

Franke, F.: Über den Fußsohlenschmerz und seine Behandlung. Deutsche Med. Wochenschr. 1904, S. 1914.

Fürstenberg: Die physikalische Behandlung der Ischias. Med. Klin. 1910, Nr. 10.

Gara: Über ein bisher unbekanntes Symptom der Ischias. Wiener Med. Wochenschr. 1907, Nr. 23. Ref. im Jahresb. f. N. 1907.

Goldscheider, A.: Behandlung [der arteriosklerotischen Schmerzen. Zeitschr. für phys. und diät. Therapie, Bd. 13, Heft 1.

— Über Omarthritis mit Brachialneuralgie und ihre Behandlung. Therap. Monatshefte 1909.

— Die physikalischen Einwirkungen in ihrer hygienischen und therapeutischen Bedeutung. Zeitschr. f. ärztl. Praxis 1907, Nr. 22. Ref. im Jahresb. f. N. und Psych. 1907.

— Über die physiologischen Grundlagen der physikalischen Therapie. Zeitschr. f. diät. und physik. Therapie 1907, Bd. X. Ref. im Jahresb. f. N. und Psych. 1907.

Gubb, Alfred: Subcutaneons injectious of air as a means of relieving certain painful manifestations. Brit. med. Journ. 1907, II, S. 1297. Ref. im Jahresb. f. N. und Psych. 1907.

Hecht, d'Orsay: The methods of deep alkohol injections for trifacial Neuralgie. The Journ. of the americ. med. associat. Vol. XLIX, S. 1574. Ref. im Jahresb. f. N. und Psych. 1907.

— The treatment of Sciatica by deep perineureal infiltrating injections of Salt Solution. The Journ. of the americ. med. associat. Vol. LII, Nr. 6. Ref. im Jahresb. 1909.

Hunt, J. Ramsay: A contribution to the Pathology of Sciatica. Publ.

of Concell univ. med. College. Ref. im Jahresb. f. N. und Psych. 1907.

Janowski, W.: Über die Interkostalneuralgie, besonders vom Standpunkt der Klagen des Patienten aus. Therap. d. Gegenwart. März bis April 1907. Ref. im Jahresb. f. N. und Psych. 1907.

Jendrassik: Über neurasthenische Neuralgien. Deutsche Med. Wochenschr. 1902, Nr. 36—37.

— Über Neurasthenie. Volkm. Sammlung klin. Vorträge 1906.

— Über Neurastheniebegriff. Deutsche Med. Wochenschr. 1909, S. 1605.

Kollarits: Zur Diagnostik der neurasthenischen Schmerzen. Nervöses Herzklopfen und Angina pectoris. Deutsche Med. Wochenschr. 1910, S. 742.

Klug: Beitrag zur Ischiasbehandlung und zur physikalischen Therapie. Deutsche Med. Wochenschr. 1910, S. 660.

Küster, E.: Bursitis subacromialis (Periarth. humero-scap.). Verh. d. Deutsch. Ges. f. Chirurgie. April 1902.

Kuthan: Muskelrheumatismus und Nervosität. Ref. in Deutsche Med. Wochenschr. 1909, S. 1580.

König: Zur klinischen Geschichte der Fersenneuralgie. Deutsche Med. Wochenschr. 1910, Nr. 13, S. 597.

Kron, H.: Peripherische Nerven und Unfall. Deutsche Med. Wochenschr. 1909, S. 969.

Lange: Therapie der Ischias. Münchner Med. Wochenschr. 1904, Nr. 52.

— Therapeutische Beeinflussung der Ischias und anderer Neuralgien. Deutsche Med. Wochenschr. 1906, S. 1973.

Meyer, Semi: Organe des Schmerzes. Deutsche Med. Wochenschr. 1907, S. 286.

— Die Diagnose der Hysterie. Med. Klin. 1910, S. 259.

Müller, E.: Die Behandlung der Neurasthenie. Deutsche Med. Wochenschr. 1908, S. 2153.

Nägeli, Otto: Nervenleiden und Nervenschmerzen. Jena 1906.

Norström: Der chronische Kopfschmerz und seine Behandlung mit Massage. Leipzig 1903.

Oppenheim, H.: Lehrbuch der Nervenkrankheiten. 5. Aufl. Berlin 1908.

Opitz: Heilung der Neuralgien durch Eukaininjektion. Klin. therap. Wochenschr. 1907, Nr. 11. Ref. im Jahresb. f. N. und Psych. 1907.

Ortner, N.: Über Herzschmerz und Schmerzen in der Herzgegend. Jahreskurse f. ärztl. Fortbildung. München 1911. Februarheft.

Patrick, Hugh: The treatment ot trifacial Neuralgia by means of deep injections of alkohol. — The Journ. of the americ. med. assoc. 1907. Ref. im Jahresb. f. N. und Psych. 1907.

Payr: Gelenkkrankheiten im Lehrbuch der Chirurgie von Wullstein-Wilms. Jena 1908.

Peritz: Neuralgie, Myalgie. Berliner Klin. Wochenschr. 1907, S. 952.

Petrén, Karl: Aus Nordisk Tidskrift for Terapi. Jahrg. VII. Ref. im Jahresb. f. N. und Psych. 1908.

Pilcz, Alex: Ueber neuere Fortschritte in der Therapie der Nerven- und
Geisteskrankheiten. Med. Klinik 11, p. 165.

Raimist, J.: Zur Symptomatologie der Ischias. Neurolog. Zentralbl.
1909, Nr. 20. Ref. im Jahresb. f. N. und Psych. 1909.

Romberg, E.: Über Wesen und Behandlung der Hysterie. Deutsche
Med. Wochenschr. 1910, S. 737.

Römheld, L.: Über den Schwielenkopfschmerz. Ref. im Jahresb. f. N.
und Psych. 1907.

Rumpf: Die Beeinflussung der Herztätigkeit und des Blutdrucks von
schmerzhaften Druckpunkten aus. Münchner Med. Wochenschr.
1907, S. 153.

Salomonson, Wertheim: Neuralgie und Myalgie in Lewandowskys
Handbuch der Neurologie. 2. Bd. Berlin 1911. Julius Springer.

Schlösser: Erfahrungen in der Neuralgiebehandlung mit Alkoholinjektion.
Deutsche Med. Wochenschr. 1907, S. 738.

Schmidt, Adolf: Das Problem des Muskelrheumatismus. Med. Klin.
1910, S. 731.

Schreiber (Meran): Verwechselung zwischen Neurasthenie, Neuralgie
usw. Deutsche Ärzteztg. 1905, Heft 21.

Schultze, O.: Neuralgien und ihre Behandlung. Die Heilkunde 1907,
S. 173. Ref. im Jahresb. f. N. und Psych. 1907.

Schultze, Fr.: Einige Erfahrungen über Ischias. Zentralbl. für innere
Medizin 1907. Ref. im Jahresb. f. N. und Psych. 1907.

— Über Unfallneurosen. Zeitschr. für ärztl. Fortbildung 1907, S. 609.

— Neuralgien und ihre Behandlung. Verhandl. XXIV. Kongr. für
innere Medizin zu Wiesbaden. Ref. im Jahresb. f. N. und Psych.
1907.

Siegel, W.: Kopfschmerz und Interkostalneuralgie. Therap. d. Gegenw.
1907, S. 287.

Signorelli, A.: Il punto doloroso retromandibulare come segno constante
e precore di meningite. Ref. in Med. Klin. 1910, S. 1113.

Simon: Die Beziehungen der Nervenscheide zur Ursache und Behandlung
der Neuralgie. Brit. med. Journ. 1909. Ref. in Deutsche Med. Wochenschr. 1909, S. 772.

Steinert, H.: Die Krankheiten der peripheren Nerven. Lehrb. für Nervenkrankheiten von Curschmann. Berlin 1909. Julius Springer.

Stieda: Gichtische Entzündung der Bursa subacromialis. Deutsche
Med. Wochenschr. 1908, S. 221.

Strauß: Über rheumatische Muskelschwielen. Berliner Klin. Wochenschr.
1897.

Strasser, Alois: Praktische Ergebnisse aus dem Gebiete der physikalischen Therapie. Berliner Klin. Wochenschr. 1907, Nr. 34. Ref.
im Jahresb. f. N. und Psych. 1907.

Stockmann: Ursache und Behandlung des chronischen Rheumatismus.
Deutsche Med. Wochenschr. 1904, S. 436.

v. Strümpell: Lehrbuch der inneren Krankheiten. Leipzig 1904, Bd. III.

Vulpius und Ewald, P.: Der Einfluß des Trauma bei Rückenmarks-

und Gehirnkrankheiten. Würzburg. Abhandlung 8, 1907. Ref. im
Jahresb. f. N. und Psych. 1907.

Weiß: Klinische Befunde bei chronischem Rheumatismus. Deutsche
Med. Wochenschr. 1904 (Ref.).

Windscheid: Über moderne Neuralgiebehandlung. Deutsche Med.
Wochenschr. 1907, S. 286.

Wiener, Otto: Die Injektionstherapie der Ischias und anderer Neuralgien. Prager Med. Wochenschr. 1909, Nr. 36—37.

Ziemssen: Heilung der Ischias. Zeitschr. f. phys. und diät. Therpie
1907, Bd. XI. Ref. im Jahresb. f. N. und Psych. 1907.